U0334986

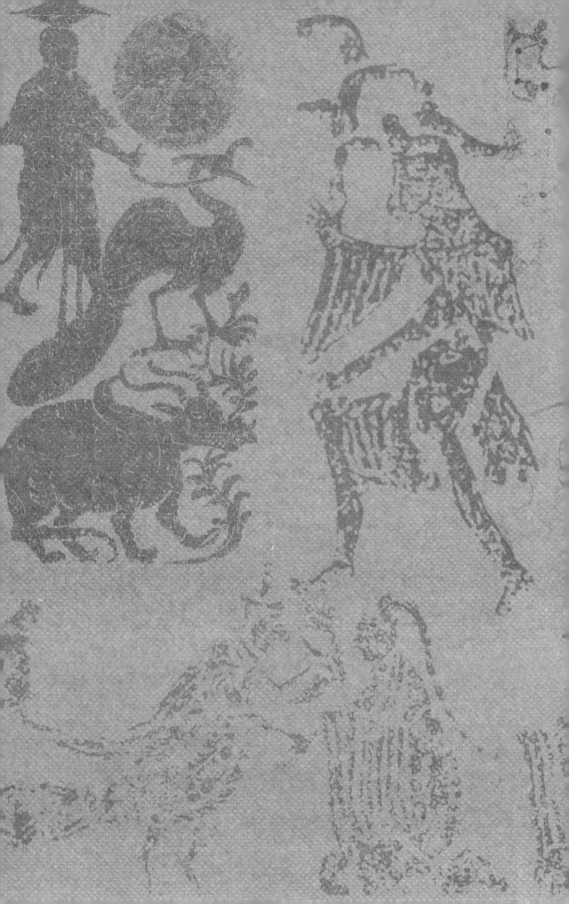

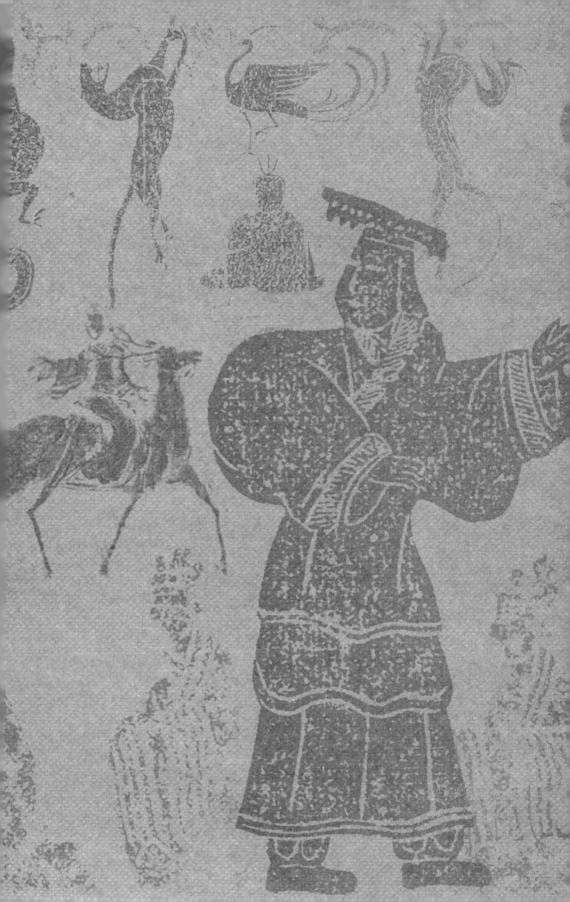

中国古医籍整理丛书

金匮要略正义

清·朱光被 著

程传浩 王勇 李丹 校注

中国中医药出版社
·北京·

图书在版编目（CIP）数据

金匮要略正义/（清）朱光被著；程传浩，王勇，李丹校注．—北京：中国中医药出版社，2015.12
（中国古医籍整理丛书）
ISBN 978 – 7 – 5132 – 2784 – 1

Ⅰ.①金… Ⅱ.①朱… ②程… ③王… ④李…
Ⅲ.①《金匮要略方论》—研究 Ⅳ.①R222.39

中国版本图书馆 CIP 数据核字（2015）第 240579 号

中 国 中 医 药 出 版 社 出 版
北京市朝阳区北三环东路 28 号易亨大厦 16 层
邮政编码 100013
传真 010 64405750
三河鑫金马印装有限公司印刷
各地新华书店经销

＊

开本 710×1000 1/16 印张 13.75 字数 101 千字
2015 年 12 月第 1 版 2015 年 12 月第 1 次印刷
书 号 ISBN 978 – 7 – 5132 – 2784 – 1

＊

定价 40.00 元
网址 www.cptcm.com

国家中医药管理局
中医药古籍保护与利用能力建设项目
组织工作委员会

主　任　委　员　王国强

副 主 任 委 员　王志勇　李大宁

执行主任委员　曹洪欣　苏钢强　王国辰　欧阳兵

执行副主任委员　李　昱　武　东　李秀明　张成博

委　　　　员

各省市项目组分管领导和主要专家

　　（山东省）武继彪　欧阳兵　张成博　贾青顺

　　（江苏省）吴勉华　周仲瑛　段金廒　胡　烈

　　（上海市）张怀琼　季　光　严世芸　段逸山

　　（福建省）阮诗玮　陈立典　李灿东　纪立金

　　（浙江省）徐伟伟　范永升　柴可群　盛增秀

　　（陕西省）黄立勋　呼　燕　魏少阳　苏荣彪

　　（河南省）夏祖昌　刘文第　韩新峰　许敬生

　　（辽宁省）杨关林　康廷国　石　岩　李德新

　　（四川省）杨殿兴　梁繁荣　余曙光　张　毅

各项目组负责人

　　王振国（山东省）　　王旭东（江苏省）　　张如青（上海市）

　　李灿东（福建省）　　陈勇毅（浙江省）　　焦振廉（陕西省）

　　蔡永敏（河南省）　　鞠宝兆（辽宁省）　　和中浚（四川省）

前　言

　　中医药古籍是传承中华优秀文化的重要载体，也是中医学传承数千年的知识宝库，凝聚着中华民族特有的精神价值、思维方法、生命理论和医疗经验，不仅对于传承中医学术具有重要的历史价值，更是现代中医药科技创新和学术进步的源头和根基。保护和利用好中医药古籍，是弘扬中国优秀传统文化、传承中医学术的必由之路，事关中医药事业发展全局。

　　1949年以来，在政府的大力支持和推动下，开展了系统的中医药古籍整理研究。1958年，国务院科学规划委员会古籍整理出版规划小组在北京成立，负责指导全国的古籍整理出版工作。1982年，国务院古籍整理出版规划小组召开全国古籍整理出版规划会议，制定了《古籍整理出版规划（1982—1990）》，卫生部先后下达了两批200余种中医古籍整理任务，掀起了中医古籍整理研究的新高潮，对中医文化与学术的弘扬、传承和发展，发挥了极其重要的作用，产生了不可估量的深远影响。

　　2007年《国务院办公厅关于进一步加强古籍保护工作的意见》明确提出进一步加强古籍整理、出版和研究利用，以及

"保护为主、抢救第一、合理利用、加强管理"的方针。2009年《国务院关于扶持和促进中医药事业发展的若干意见》指出，要"开展中医药古籍普查登记，建立综合信息数据库和珍贵古籍名录，加强整理、出版、研究和利用"。《中医药创新发展规划纲要（2006—2020）》强调继承与创新并重，推动中医药传承与创新发展。

2003～2010年，国家财政多次立项支持中国中医科学院开展针对性中医药古籍抢救保护工作，在中国中医科学院图书馆设立全国唯一的行业古籍保护中心，影印抢救濒危珍本、孤本中医古籍1640余种；整理发布《中国中医古籍总目》；遴选351种孤本收入《中医古籍孤本大全》影印出版；开展了海外中医古籍目录调研和孤本回归工作，收集了11个国家和2个地区137个图书馆的240余种书目，基本摸清流失海外的中医古籍现状，确定国内失传的中医药古籍共有220种，复制出版海外所藏中医药古籍133种。2010年，国家财政部、国家中医药管理局设立"中医药古籍保护与利用能力建设项目"，资助整理400余种中医药古籍，并着眼于加强中医药古籍保护和研究机构建设，培养中医古籍整理研究的后备人才，全面提高中医药古籍保护与利用能力。

在此，国家中医药管理局成立了中医药古籍保护和利用专家组和项目办公室，专家组负责项目指导、咨询、质量把关，项目办公室负责实施过程的统筹协调。专家组成员对古籍整理研究具有丰富的经验，有的专家从事古籍整理研究长达70余年，深知中医药古籍整理研究的重要性、艰巨性与复杂性，履行职责认真务实。专家组从书目确定、版本选择、点校、注释等各方面，为项目实施提供了强有力的专业指导。老一辈专家的学术水平和智慧，是项目成功的重要保证。项目承担单位山东中医药大学、南京中医药大学、上海中医药大学、福建中医药大学、浙江省中医药研究院、陕西省中医药研究院、河南省中医药研究院、辽宁中医药大学、成都中医药大学及所在省市中医药管理部门精心组织，充分发挥区域间互补协作的优势，并得到承担项目出版工作的中国中医药出版社大力配合，全面推进中医药古籍保护与利用网络体系的构建和人才队伍建设，使一批有志于中医学术传承与古籍整理工作的人才凝聚在一起，研究队伍日益壮大，研究水平不断提高。

　　本着"抢救、保护、发掘、利用"的理念，该项目重点选择近 60 年未曾出版的重要古医籍，综合考虑所选古籍的保护价值、学术价值和实用价值。400 余种中医药古籍涵盖了医经、基础理论、诊法、伤寒金匮、温病、本草、方书、内科、外科、女科、儿科、伤科、眼科、咽喉口齿、针灸推拿、养生、医案医话医论、医史、临证综合等门类，跨越唐、宋、金元、明以迄清末。全部古籍均按照项目办公室组织完成的行业标准《中医古籍整理规范》及《中医药古籍整理细则》进行整理校注，绝大多数中医药古籍是第一次校注出版，一批孤本、稿本、抄本更是首次整理面世。对一些重要学术问题的研究成果，则集中收录于各书的"校注说明"或"校注后记"中。

　　"既出书又出人"是本项目追求的目标。近年来，中医药古籍整理工作形势严峻，老一辈逐渐退出，新一代普遍存在整理研究古籍的经验不足、专业思想不坚定等问题，使中医古籍整理面临人才流失严重、青黄不接的局面。通过本项目实施，搭建平台，完善机制，培养队伍，提升能力，经过近 5 年的建设，锻炼了一批优秀人才，老中青三代齐聚一堂，有效地稳定了研究队伍，为中医药古籍整理工作的开展和中医文化与学术的传承提供必备的知识和人才储备。

本项目的实施与《中国古医籍整理丛书》的出版，对于加强中医药古籍文献研究队伍建设、建立古籍研究平台，提高古籍整理水平均具有积极的推动作用，对弘扬我国优秀传统文化，推进中医药继承创新，进一步发挥中医药服务民众的养生保健与防病治病作用将产生深远影响。

第九届、第十届全国人大常委会副委员长许嘉璐先生，国家卫生计生委副主任、国家中医药管理局局长、中华中医药学会会长王国强先生，我国著名医史文献专家、中国中医科学院马继兴先生在百忙之中为丛书作序，我们深表敬意和感谢。

由于参与校注整理工作的人员较多，水平不一，诸多方面尚未臻完善，希望专家、读者不吝赐教。

国家中医药管理局中医药古籍保护与利用能力建设项目办公室
二〇一四年十二月

许 序

"中医"之名立，迄今不逾百年，所以冠以"中"字者，以别于"洋"与"西"也。慎思之，明辨之，斯名之出，无奈耳，或亦时人不甘泯没而特标其犹在之举也。

前此，祖传医术（今世方称为"学"）绵延数千载，救民无数；华夏屡遭时疫，皆仰之以度困厄。中华民族之未如印第安遭染殖民者所携疾病而族灭者，中医之功也。

医兴则国兴，国强则医强。百年运衰，岂但国土肢解，五千年文明亦不得全，非遭泯灭，即蒙冤扭曲。西方医学以其捷便速效，始则为传教之利器，继则以"科学"之冕畅行于中华。中医虽为内外所夹击，斥之为蒙昧，为伪医，然四亿同胞衣食不保，得获西医之益者甚寡，中医犹为人民之所赖。虽然，中国医学日益陵替，乃不可免，势使之然也。呜呼！覆巢之下安有完卵？

嗣后，国家新生，中医旋即得以重振，与西医并举，探寻结合之路。今也，中华诸多文化，自民俗、礼仪、工艺、戏曲、历史、文学，以至伦理、信仰，皆渐复起，中国医学之兴乃属必然。

迄今中医犹为国家医疗系统之辅，城市尤甚。何哉？盖一则西医赖声、光、电技术而于20世纪发展极速，中医则难见其进。二则国人惊羡西医之"立竿见影"，遂以为其事事胜于中医。然西医已自觉将入绝境：其若干医法正负效应相若，甚或负远逾于正；研究医理者，渐知人乃一整体，心、身非如中世纪所认定为二对立物，且人体亦非宇宙之中心，仅为其一小单位，与宇宙万象万物息息相关。认识至此，其已向中国医学之理念"靠拢"矣，虽彼未必知中国医学何如也。唯其不知中国医理何如，纯由其实践而有所悟，益以证中国之认识人体不为伪，亦不为玄虚。然国人知此趋向者，几人？

国医欲再现宋明清高峰，成国中主流医学，则一须继承，一须创新。继承则必深研原典，激清汰浊，复吸纳西医及我藏、蒙、维、回、苗、彝诸民族医术之精华；创新之道，在于今之科技，既用其器，亦参照其道，反思己之医理，审问之，笃行之，深化之，普及之，于普及中认知人体及环境古今之异，以建成当代国医理论。欲达于斯境，或需百年欤？予恐西医既已醒悟，若加力吸收中医精粹，促中医西医深度结合，形成21世纪之新医学，届时"制高点"将在何方？国人于此转折之机，能不忧虑而奋力乎？

予所谓深研之原典，非指一二习见之书、千古权威之作；就医界整体言之，所传所承自应为医籍之全部。盖后世名医所著，乃其秉诸前人所述，总结终生行医用药经验所得，自当已成今世、后世之要籍。

盛世修典，信然。盖典籍得修，方可言传言承。虽前此50余载已启医籍整理、出版之役，惜旋即中辍。阅20载再兴整理、出版之潮，世所罕见之要籍千余部陆续问世，洋洋大观。

今复有"中医药古籍保护与利用能力建设"之工程，集九省市专家，历经五载，董理出版自唐迄清医籍，都400余种，凡中医之基础医理、伤寒、温病及各科诊治、医案医话、推拿本草，俱涵盖之。

噫！璐既知此，能不胜其悦乎？汇集刻印医籍，自古有之，然孰与今世之盛且精也！自今而后，中国医家及患者，得览斯典，当于前人益敬而畏之矣。中华民族之屡经灾难而益蕃，乃至未来之永续，端赖之也，自今以往岂可不后出转精乎？典籍既蜂出矣，余则有望于来者。

谨序。

第九届、十届全国人大常委会副委员长

许嘉璐

二〇一四年冬

王 序

中医学是中华民族在长期生产生活实践中，在与疾病作斗争中逐步形成并不断丰富发展的医学科学，是中国古代科学的瑰宝，为中华民族的繁衍昌盛作出了巨大贡献，对世界文明进步产生了积极影响。时至今日，中医学作为我国医学的特色和重要医药卫生资源，与西医学相互补充、相互促进、协调发展，共同担负着维护和促进人民健康的任务，已成为我国医药卫生事业的重要特征和显著优势。

中医药古籍在存世的中华古籍中占有相当重要的比重，不仅是中医学术传承数千年最为重要的知识载体，也是中医为中华民族繁衍昌盛发挥重要作用的历史见证。中医药典籍不仅承载着中医的学术经验，而且蕴含着中华民族优秀的思想文化，凝聚着中华民族的聪明智慧，是祖先留给我们的宝贵物质财富和精神财富。加强对中医药古籍的保护与利用，既是中医学发展的需要，也是传承中华文化的迫切要求，更是历史赋予我们的责任。

2010 年，国家中医药管理局启动了中医药古籍保护与利用能力建设项目。这既是传承中医药的重要工程，也是弘扬优秀民族文化的重要举措，不仅能够全面推进中医药的有效继承和创新发展，为维护人民健康做出贡献，也能够彰显中华民族的璀璨文化，为实现中华民族伟大复兴的中国梦作出贡献。

相信这项工作一定能造福当今，嘉惠后世，福泽绵长。

国家卫生与计划生育委员会副主任

国家中医药管理局局长

中华中医药学会会长

王国强

二〇一四年十二月

王序

二

马 序

　　新中国成立以来，党和国家高度重视中医药事业发展，重视古籍的保护、整理和研究工作。自1958年始，国务院先后成立了三届古籍整理出版规划小组，分别由齐燕铭、李一氓、匡亚明担任组长，主持制订了《整理和出版古籍十年规划（1962—1972）》《古籍整理出版规划（1982—1990）》《中国古籍整理出版十年规划和"八五"计划（1991—2000）》等，而第三次规划中医药古籍整理即纳入其中。1982年9月，卫生部下发《1982—1990年中医古籍整理出版规划》，1983年1月，中医古籍整理出版办公室正式成立，保证了中医古籍整理出版规划的实施。2002年2月，《国家古籍整理出版"十五"（2001—2005）重点规划》经新闻出版署和全国古籍整理出版规划领导小组批准，颁布实施。其后，又陆续制定了国家古籍整理出版"十一五"和"十二五"重点规划。国家财政多次立项支持中国中医科学院开展针对性中医药古籍抢救保护工作，文化部在中国中医科学院图书馆专门设立全国唯一的行业古籍保护中心，国家先后投入中医药古籍保护专项经费超过3000万元，影印抢救濒危珍、善、孤本中医古籍 1640 余种，开展了海外中医古籍目录调研和孤本回归工作。2010 年，国家财政部、国家中医药管理局安排国家公共卫生专项资金，设立了"中医药古籍保护与利用能力建设项目"，这是继 1982～1986 年第一批、第二批重要中医药古籍整理之后的又一次大规模古籍整理工程，重点整理新中国成立后未曾出版的重要古籍，目标是形成并普及规范的通行本、传世本。

为保证项目的顺利实施，项目组特别成立了专家组，承担咨询和技术指导，以及古籍出版之前的审定工作。专家组中的许多成员虽逾古稀之年，但老骥伏枥，孜孜不倦，不仅对项目进行宏观指导和质量把关，更重要的是通过古籍整理，以老带新，言传身教，培养一批中医药古籍整理研究的后备人才，促进了中医药古籍保护和研究机构建设，全面提升了我国中医药古籍保护与利用能力。

作为项目组顾问之一，我深感中医药古籍保护、抢救与整理工作的重要性和紧迫性，也深知传承中医药古籍整理经验任重而道远。令人欣慰的是，在项目实施过程中，我看到了老中青三代的紧密衔接，看到了大家的坚持和努力，看到了年轻一代的成长。相信中医药古籍整理工作的将来会越来越好，中医药学的发展会越来越好。

欣喜之余，以是为序。

中国中医科学院研究员

马继兴

二〇一四年十二月

校注说明

《金匮要略正义》为清代医家朱光被所著，1864 年由日本跻寿馆刊印发行。全书上下两卷。本书是注解《金匮要略》的重要著作之一，深受后世医家推崇。

朱光被，字峻明，大约生活于清代中晚期，生平、里籍不详。本书于 19 世纪初流传日本，1805 年由日本医家丹波元胤依据原本进行抄录（即"日抄本"），1831 年由其弟丹波元坚购得原本，1864 年日本跻寿馆依据原本刊印（即"日刻本"）。目前该书可见日抄本、日刻本（日本跻寿馆刊本）及 1936 年王一仁上海仁庵学舍铅印本（名《金匮读本》）共三个版本。日刻本在依据原本刻印时，改正了原本的混乱编次和错字、讹字、异体字等，并在刊印后做了校勘。因此，本次整理以日刻本为底本，日抄本为主校本，王一仁上海仁庵学舍铅印本（简称《读本》）为参校本。对于《金匮要略》原文，采用元邓珍刊《新编金匮方论》（以下简称《方论》）为他校本。

本次校注整理的原则如下：

1. 采用现代标点方法，对原书进行标点。

2. 凡原书中繁体字、异体字、俗字、古体字，径改为规范简体字。

3. 凡原书中字形属一般笔画之误，均径改，不出校。

4. 底本中脱讹衍倒者，据校本改并出校。

5. 原书所引文献若有删节，经与原书比较后不失原义者，不出校，以保持原貌。

6. 原书通假字保留不改，出校说明。

7. 对难字、生僻字词首见加以注释。原书仲景条文中生僻、晦涩字词，不再出注。

8. 因本书由竖排改横排，原书"右""左"径改为"上""下"。

9. 原书上下卷后附"张长沙仲景氏著，后学朱光被峻明氏注"等字句一并删去。

10. 原书目录与正文不尽一致，今根据正文重新整理，不出校。

11. 底本已有日人橘诸德宗圭、竟森约之养真所作的校勘，其校记以红色标于页眉之上，本次校勘大多采纳，因内容较多而不逐一说明。原书眉批，加在相应位置，标明"批注"，排小字以别之。

目 录

卷 上

脏腑经络先后病脉证第一

问曰：上工治未病，何也？师曰：夫治未病者，见肝之病，知肝传脾，当先实脾，四季脾王不受邪，即勿补之；中工不晓相传，见肝之病，不解实脾，惟治肝也。夫肝之病，补用酸，助用焦苦，益用甘味之药调之。酸入肝，焦苦入心，甘入脾。脾能伤肾，肾气微弱则水不行；水不行则心火气盛，则伤肺，肺被伤则金气不行；金气不行则肝气盛，则肝自愈。此治肝补脾之要妙也。肝虚则用此法，实则不在用之。经曰："虚虚实实，补不足，损有余"，是其义也。余脏准此。

此章示人知病邪有传变，补泻有定法，为治百病之权衡也。盖五行之气，子母相生而亦乘胜相加，故经言：七传者死，间脏者生。七传者，《难经》所云传其所胜也。则肝病实脾之旨，实开千古治病之法门。但一脏有一脏之体用，相乘有相乘之虚实，故即肝脏以例其余。

如肝病而虚者，其病气复欲传脾，则本气愈虚而脾脏复伤。当此之时，何以调治？故仲景于病气未传之先，而立委曲绸缪①之法。酸为肝之体，酸入肝，补其正以泻邪也；苦为木之用，苦入心，养其子

---

① 委曲绸缪：提前作全面的调理。

以助正也；甘味入脾，兼能缓肝，和调两脏，令弗相戕①也。且土为水之防堤，防堤坚固，则水不泛滥而君火有权，肝益有气。金为木之仇，肺金有制，则肃杀不行，而材木畅遂，损有余补不足之义如此。然专为肝家气分虚者而设，若肝气实，当直用疏泄木气方法矣。反是实实虚虚，祸可胜言哉。仲景举一以例其余，极为剀切②详明。

夫人秉③五常，因风气而生长，风气虽能生万物，亦能害万物，如水能浮舟，亦能覆舟。若五脏元真通畅，人即安和，客气邪风，中人多死。千般疢难，不越三条：一者经络受邪入脏腑，为内所因也；二者四肢九窍，血脉相传，壅塞不通，为外皮肤所中也；三者房室、金刃、虫兽所伤。以此详之，病由都尽。若人能慎养，不令邪风干忤经络，适中经络，未流传脏腑，即医治之。四肢才觉郑重④，即导引、吐纳、针灸、膏摩，勿令九窍闭塞。更能无犯王法，禽兽灾伤，房室勿令竭乏，服食节其冷热苦辛酸甘，不遗形体有衰，病则无由入其腠理。腠者，是三焦通会元真之处，为血气所注；理者，是皮肤脏腑之文理也。

风为百病之长，故以客气邪风总揭致病之源，以经络脏腑、皮毛血脉总揭营卫表里之辨。内因、外因，即邪之在内在外为言，非内伤外感也。例内虽若为中风家立论，然邪之中人，先皮毛后经络，入脏

---

① 戕（qiāng 羌）：残杀、杀害，此处指乘侮。
② 剀（kǎi 凯）切：切中事理。
③ 秉：《方论》作"禀"。
④ 郑重：《方论》作"重滞"。

腑，由浅而深，百病皆然，故曰千般疢难，不越三条，欲人于三条中悟致治之大法也。

问曰：病人有气色见于面部，愿闻其说。师曰：鼻头色青，腹中痛，苦冷者死；鼻头色微黑者，有水气；色黄者，胸上有寒；色白者，亡血也；设微赤非时者死；其目正圆者痓，不治。又色青为痛，色黑为劳，色赤为风，色黄者便难，色鲜明者有留饮。

此望而知之之法也。夫人先天之本在肾，后天之本在脾。脾属土，土病发见于鼻，肾属水，水病发见于目，故即目与鼻以赅先后天之为病焉。青为寒主痛，然青又为肝色，是木乘土之象。腹痛苦冷，则阳和尽失而阴寒独炽，必主卒厥而死也。黑为水色，土病失其堤防，肾邪泛滥，故主有水气也。黄本土色，土郁则色蒸于外，以寒饮在胸上，滞其清气，故土色亦上阻也。《经》言"血脱者色白"①，故白责之亡血。若赤为火色，鼻准虽属土，而亦肺窍所开；非时微赤，则火炎上燥，金气烁绝②，故主死也。此五色之征于鼻者也。

至于目为五脏精气之所注，正而圆，则精气已绝，不能合辟③流动，必主发痓不治也。"色青"数句，即征之目上四眦，当与《内经》五色篇参看。然在《内经》合明堂上下而概言之，此似专言目耳。五色属五脏，《千金》候目法最明晰。

师曰：语声寂寂然，喜惊呼者，骨节间病；语声喑喑然不彻者，心膈间病；语声啾啾然细而长者，头中病。

---

① 血脱者色白：语出《灵枢·决气》。
② 烁绝：因烤灼而穷尽。
③ 合辟：开阖。辟，打开。

此闻而知之之法也。寂寂然喜惊呼，以阴主寂静，厥阴又在志为惊，在声为呼，今声寂寂而但惊呼，则知病属下焦骨节间也。声振响于肺，气分壅滞，音必不宣，今喑喑然不彻，知病在中焦胸膈间也。声高则气扬，必上达于头，今语声啾啾然细而长，则中下两焦无恙，特恐音气上攻作痛耳，知病在上焦头中也。

师曰：息摇肩者，心中坚；息引胸中上气者，咳；息张口短气者，肺痿唾沫。

此下两章，就病人之呼吸定息，以辨其为实为虚，此望闻之最细者。凡呼出心与肺，吸入肾与肝，一呼一吸之中，脾胃主之。呼与吸中少停之际，谓之息。因先就呼出之息，以辨其病之所在，如息而至于摇肩，是心中邪实，气不得下行而但上窜也。如息引胸中上气，是肺全失降令，上逆而咳也。息而至于张口短气，是出气之多，几不能定息，清肃不行，而为肺痿唾沫也。三者俱于出气中证之，故息就呼边说。

师曰：吸而微数，其病在中焦，实也，当下之则愈，虚者不治。在上焦者，其吸促，在下焦者，其吸远，此皆难治。呼吸动摇振振者，不治。

此从吸入之息，以征其病之所在也。吸主肾肝，其位远，今吸而微数，是气不能下达，中途即返，明属中焦邪实所致，宜用下法以通壅塞，此邪实而吸数也。若不因邪实而吸自微数者为虚，法在不治，何也？虚在上焦，则清阳不能下际①，吸因近而迫促，故令数。虚在下焦，则真气不能上交，吸因远而难到，亦令数。此二句即"虚者不治"之注脚。要之非真不治，特难治也。可见一呼一吸，脏气攸关。

---

① 下际：下达。际，达到。

若至于动摇振振，则脏气不归，出入往返之机将息，又何以治之耶？合呼吸言之，以总结上两节。

师曰：寸口脉动者，因其王时而动，假令肝王色青，四时各随其色。肝色青而反色白，非其时色脉，皆当病。

上言察色望闻以知疾苦，此更参之脉，以决病机也。盖人脏真之气征于外者为色，流行于营卫者为脉，合色与脉，复准诸天时，而后可以诊治诸病，法当于寸口诊之。寸口为脉之大会，寸口脉动，鼓而有力，亦必与时相应，与色相合，方许无病。故即寸口以该诸脉，即春令以律四时，即肝脏以例五脏焉。

问曰：有未至而至，有至而不至，有至而不去，有至而太过，何谓也？师曰：冬至之后，甲子夜半少阳起，少阳之时，阳始生，天得温和。以未得甲子，天因温和，此为未至而至也；以得甲子而天未温和，为至而不至也；以得甲子而天大寒不解，此为至而不去也；以得甲子而天温如盛夏五六月时，此为至而太过也。

人身一小天地，凡岁气之有过不及，人身应之，即为病气，故以"至"字立之准。先至、未至、不去、太过，是四序有常而盈虚无定。如冬至甲子起少阳，谓冬至后六十日内得甲子为少阳起，是谓一阳初生，天得温和，道其常也。其间或寒或热，或先或后，人在气交之中，不能与时消息，往往因之而病。故仲景特揭历元①以绳②六气焉。

按冬至后甲子起少阳，雨水以后起太阳，谷雨以后起阳明，夏至

---

① 历元：我国古代历法推算的起算点。古人一般以朔旦（一月之始）、冬至同在夜半的一天为历元。

② 绳：以准则约束。

以后起少阴，处暑以后起太阴，霜降以后起厥阴，六气各旺六十日。将来者进，成功者退，皆以甲子筭①起，乃合四时之序。

师曰：病人脉浮者在前，其病在表；浮者在后，其病在里。腰痛背强不能行，必短气而极也。

关前为阳，关后为阴。阳脉在阳位，故病在表。阳脉在阴位，即病在里。然病虽在里，而非三阴之里。腰痛背强，甚至短气，究属阳邪壅阻所致，故皆从浮脉上断之。

问曰：经云"厥阳独行"，何谓也？师曰：此为有阳无阴，故称厥阳。

无阴则阳无附，故孤阳厥逆于上，乃称厥阳，如夫无妇，而失所归也。

问曰：寸脉沉大而滑，沉则为实，滑则为气，实气相搏，血气入脏即死，入腑即愈，此为卒厥。何谓也？师曰：唇口青、身冷，为入脏，即死；如身和、汗自出，为入腑，即愈。

两寸分主气血，位上焦，脉宜浮。今沉大而滑，是气血与邪相搏，沉为血实，滑为气实也。上焦实壅，发为卒厥无疑。但入脏入腑，卒难分晓。不知左右为阴阳之道路，气血两病，如从血分内陷则入脏，脏者深藏难出，必致唇青身冷而死。气分外传则入腑，腑者流行不守，必汗出身和而愈也。

问曰：脉脱入脏即死，入腑即愈，何谓也？师曰：非为一病，百病皆然。譬如浸淫疮，从口起流向四肢者，可

① 筭（suàn 算）：通"算"。枚乘《七发》："孟子执筹而筭之，万不失一。"

治；从四肢流来入口者，不可治。病①在外者可治，入里者即死。

脏为阴，腑为阳，阴主里，阳主外。凡病以出阳为浅，入阴为深，故即死即愈之机所由别也。浸淫疮显而易见，可知非独卒中为然，内外百病，皆作如是论治耳。"脉脱入"三字连读，如脱卸之脱，非衰脱之谓也。

问曰：阳病十八，何谓也？师曰：头痛、项、腰、脊、臂、脚掣痛。阴病十八，何谓也？师曰：咳、上气、喘、哕、咽、肠鸣、胀满、心痛、拘急，五脏病各有十八，合为九十病。人又有六微，微有十八病，合为一百八病。五劳、七伤、六极、妇人三十六病，不在其中。

清邪居上，浊邪居下，大邪中表，小邪中里，䅽饪之邪，从口入者，宿食也。五邪中人，各有法度：风中于前，寒中于暮，湿伤于下，雾伤于上，风令脉浮，寒令脉急，雾伤皮腠，湿流关节，食伤脾胃，极寒伤经，极热伤络。

人身阳脉属身之后，故头、项、腰、脊、手、脚六者，俱统于督脉，而为表分所主，故曰阳病。阳有三阳，三六合得十八病。阴脉属身之前，故咳而上气也，喘哕与咽痛也，肠鸣胀满也，心痛拘急也，六者俱统于三焦，而为里气所主，故曰阴病。阴亦有三阴，三六亦合十八病。此皆阴阳经络之为病，而非脏腑之主病也。夫五脏藏五志，每脏各十八病，合得九十病。其外复有六淫之微邪，六微亦分属三

---

① 病：原脱，据《方论》补。

焦，三六亦十八病，合九十，共一百八病。至于五劳七伤六极及妇人三十六病，俱非五邪六气伤感，故皆不在其中。

盖在天有六气，在人得之为五邪，邪有清浊大小之不同，伤亦有上下表里之各异。风与雾为清邪，犯上焦，以阳从阳也；寒与湿为浊邪，犯下焦，以阴从阴也。冲突烈风为大邪，仅伤表分，以其气散而不拘也；隙漏贼风为小邪，直伤里分，以其气专而锐利也。至于谷食所伤，邪在脾胃，不及经络腠理也。合而言之，则为五邪，分而列之，则有外感内伤。本乎天者，邪有早暮之殊；本乎地者，邪有浅深之别；本乎人者，邪有䅽饦①之异。寒伤经，冬月阳气收引，无以卫外，故寒邪袭入而伤经。热伤络，暑月阳气沸腾，无以营守，故热邪相薄而伤络也。"䅽饦"字，字典所无，愚意乃古文"谷"字之讹耳。谷，即谷食；饦，即面食也。

问曰：病有急当救里、救表者，何谓也？师曰：病，医下之，续得下利清谷不止，身体疼痛者，急当救里；后身体疼痛，清便自调者，急当救表也。批注 《伤寒论》云：救里，四逆汤；救表，桂枝汤。

此言治病当知急者为先务也。凡先表后里，一定常法，而救误如救灾，正当随机以应变。如身痛原属太阳表邪，因医误下，以致阳邪入里，渎扰②脏阴，而为下利清谷。若弗早图，必致脏气尽烁，邪终不解，所当急救里也。如救里之后，里气已和，而久经未解之表邪，仍然不去，即当急救表也。先后之间，不容毫发，所谓急也。

夫病痼疾，加以卒病，当先治其卒病，后乃治其痼

---

① 䅽饦（gǔtuō 谷托）：饮食。䅽，一说同"谷"，如赵开美刻《金匮要略方论》："䅽，音谷，即穀也"；一说同"馨"。饦，指古代的一种面食。

② 渎扰：扰乱。

疾也。

此言治病当知先标后本之法也。

师曰：五脏病各有所得者愈，五脏病各有所恶，各随其所不喜者为病。病者素不应食，而反暴思之，必发热也。

此即病人之性情，以知病之所在也。五味应五脏，脏气安和，则好恶适其常。病气偏胜，则好恶戾①其正也，然即此可悟治法矣。

夫诸病在脏，欲攻之，当随其所得而攻之，如渴者，与猪苓汤。余皆仿此。

此言脏病不同腑邪，脏以阴液为主，一有邪客，动致阴伤，故以攻邪为第一义。然欲攻脏邪，须顾阴液，必先验其渴不渴为第一义。盖渴为阴伤，不可漫②用攻法也。故特表太阳转入少阴治法，而用猪苓汤一方，以见邪从阳经而来，仍宜从阳经而出。然已转入阴经，急宜护惜阴气，方是随其所得而攻之之旨也。仲景引申，以待学者因端竟委③，则一百八病，可以类推矣。

猪苓汤方

猪苓　泽泻　茯苓　阿胶　滑石各一两

上五味，以水四升，先煮四味，取二升，去滓，纳胶烊消尽，温服七合，日三服。

痉湿暍病脉证第二

太阳病，发热无汗，反恶寒者，名曰刚痉。太阳病，

① 戾（lì 隶）：违背。
② 漫：原作"浸"，据日抄本改。
③ 因端竟委：探求事情的根源和经过。

发热汗出而不恶寒，名曰柔痉。

此揭痉病有刚柔之别，以有汗无汗为伤营伤卫之大关键。寒性劲急，故曰刚；风性温和，故曰柔。

太阳病，发热，脉沉而细者，名曰痉，为难治。

痉脉本紧，今沉而细，则阳虚而寒湿用事，有胶柱不开之象。设以发热而行解表之法，则元虚而不胜其任。设以脉沉细而行温经方法，则热已烁阴，恐致重亡津液，故曰难治。

太阳病，发汗太多，因致痉。夫风病，下之则痉，复发汗，必拘急。疮家，虽身疼痛，不可发汗，汗出则痉。

此明致痉之由也。痉属筋病，筋赖荣血以养，误汗则血夺，误下则阴亡，筋失所养而痉，故历叙病因，以见殊途而同归也。

病者身热足寒，颈项强急，恶寒，时头热，面赤目赤，独头动摇，卒口噤，背反张者，痉病也。

若发其汗者，寒湿相得，其表益虚，即恶寒甚；发其汗已，其脉如蛇，暴腹胀大者，为欲解；其脉如故，反伏弦者痉。

夫痉脉，按之紧如弦，直上下行。批注：三条文理相贯，只作一条读。

此详言痉病之证象与脉象也。夫痉病之邪，每多夹杂。如发热恶寒项强，邪本太阳来也，而病不止于太阳一经，且不止于风寒二邪。头热面赤而动摇，风淫于上也。口噤背反张，寒淫于经也。两足厥寒，湿①淫于下也。三气交迫，痉病成矣。乃医者不知邪之错杂而漫用汗法，徒使卫阳骤虚，而寒湿阴邪益相搏不解，阳虚则恶寒滋甚，

---

① 湿：原作"温"，据日抄本改。

阴盛则络脉拘急。若①见汗出已后，其脉象之弦直细促，宛若蛇行之象，其邪之弥漫经络营卫如此，何从出路。若腹骤然肿大，邪将从二便而出，是为欲解之征。若使其脉仍然不解，反伏而弦，伏为湿，弦为寒，寒湿相得，痉何能已也。痉家之脉，按之紧如弦直上下行，正是如蛇行之注脚。

痉病有灸疮，难治。

痉本经病，灸则伤及络矣，营卫交邪，故曰难治。

太阳病，其证备，身体强，几几然，脉反沉迟，此为痉，瓜蒌桂枝汤主之。

此由太阳风伤卫之致变也。其证备，则发热项强，头痛汗出无论矣。独至于身体强，几几然，是太阳一经之风热未解，复挟湿邪，三气交蒸，劫液耗气，故主桂枝解肌，而率以瓜蒌根涤热生阴，使周身之筋血得润，而三气自解矣。脉沉迟，痉病之脉象也。几几，如雏鸟求食，翕翕动翮之状，此痉病筋络拘挛之证象也。

瓜蒌桂枝汤方

瓜蒌根三两　桂枝三两，去皮　甘草二两，炙　芍药三两
生姜三两　大枣十二枚，擘

上㕮咀，以水七升，微火煮取三升，去滓，适寒温，服一升。

太阳病，无汗而小便反少，气上冲胸，口噤不得语，欲作刚痉，葛根汤主之。

此太阳寒伤营证之致变也。寒邪固宜汗解，今既无汗，则小便必

---

① 若：原作"吾"，据日抄本改。

金匮要略正义

利，乃反少者，是必寒邪挟湿蒙闭于上，侵犯中下，三焦不通，表里不达，故浊气上冲而为胸满口噤。是太阳一经，前后左右，俱为邪痹，其欲作刚痉无疑。曰欲作者，以未全备强急恶寒、独头动摇诸证也。则欲开太阳，必合麻、甘、姜、桂以宣发之。欲降湿浊，必先升举阳明之清气，以运行之，此葛根之所由倍加，使之领载阳明之浊邪，一并从表而散，有汗便调，刚痉不作矣，岂不快乎！

葛根汤方

葛根四两　麻黄三两，去节　桂枝二两，去皮　甘草二两，炙　芍药二两　生姜三两，切　大枣十二枚，擘

上七味，以水一斗，先煮麻黄、葛根，减二升，去上沫，内诸药，煮取三升，去滓，温服一升，覆取微似汗。

痉为病，胸满口噤，卧不着席，脚挛急，必介①齿，可与大承气汤。

此太阳痉病久而不解，而入阳明腑证也。前条葛根汤，正恐邪恋阳明之经，今邪气缠绵，已传阳明之腑而为胃实。口噤挛急介齿，以足阳明之脉起于脚，络于齿，挟口环唇故也。独至卧不着席，其为实壅异常，盖阳明虚，振振欲擗地而处，实则至于席不能着，对待而观，寒热虚实判然。惟急与大承气以下其热实，则枳、朴、硝、黄未始非涤热生津、舒筋除眩之神品也。

大承气汤方

大黄四两，酒洗　厚朴半斤，炙，去皮　枳实五枚，炙　芒

---

① 介齿：《方论》作"龂齿"，咬牙。

硝三合

上四味，以水一斗，先煮枳、朴，取五升，去滓，内大黄，煮取二升，去滓，内芒硝，更上微火一二沸，分温再服，得下，余勿服。

太阳病，关节疼痛而烦，脉沉而细者，此名中湿，亦曰湿痹。其候小便不利，大便反快，但当利其小便。

此总揭湿病之脉证与治法也。病属太阳，则必兼见发热项强等候，但骨节疼，胸满脉沉细，中风初无此证此脉也，故曰此名中湿。以湿性沉着，痹其清阳，气不宣化使然。清肃不行，故小便不利；湿走浊道，故大便反快。惟利其小便，使膀胱之气化行，湿自祛而诸证自已矣。利小便即是开太阳法，此太阳中湿之正治。

湿家之为病，一身尽疼，发热，身色如熏黄也。

前条关节疼痛而烦，尚兼表邪，故开太阳可解。若湿邪浸淫不解，郁蒸为热，中州坐困，势必湿遍周身，不止仅流关节矣。湿甚则热深，身色如熏黄矣。湿家之为病若此，不可不细分表里寒热而施治也。（批注：在表者，宜栀子柏皮汤；在里者，茵陈蒿汤；寒湿在里，术附汤；湿热在表，麻黄加术汤可也。）

湿家，其人但头汗出，背强，欲得覆被向火，若下之早则哕，或胸满，小便不利。舌上如胎者，以丹田有热，胸上有寒，渴欲得饮而不能饮，则口燥烦也。

湿为浊阴，阻格上焦，清阳不能四布，故其人但头汗出。背强恶寒者，以背皆阳经所主，为湿所痹故也。斯时舍温通上焦方法，更有何治？乃医者误以为热，而用寒药下之，攻其热必哕矣，寒湿相搏必胸满矣，清气失运而小便不利矣。所以舌上如胎非胎，以本非胃实，只是湿邪搏结，津液不生，舌上粘腻之象也。盖阴凝于上，则阳必结于下，故丹田则有热而胸上则有寒。观其口燥烦渴而不能饮，其清浊混淆，阴阳倒置之病情若此，孰谓湿家可有下法乎？

湿家，下之，额上汗出，微喘，小便利者死，若下利不止者亦死。

湿家本头汗、胸满，则额汗、微喘尚非死候，惟当视其下焦之根底以定安危。盖肾开窍于二阴，脏真秘固，虽因误下而本根未拔，犹可施治。惟下之而小便自利，或下之而自利不止，则关键堤防尽行决撤①，三焦元气俱从下奔亡，下脱上越，不死何候耶！

风湿相搏，一身尽疼痛，法当汗出而解，值天阴雨不止，医云：此可发汗，汗之病不愈者，何也？盖发其汗，汗大出者，但风气去，湿气在，是故不愈也。若治风湿者，发其汗，但微微似欲汗出者，风湿俱去也。

湿家非特不可妄下，即汗之亦有法。盖风性迅速，湿性濡滞，两邪绾合②，更值时令助湿，自非骤汗可解，法当运阳以散邪，令有形之湿，暗从无形之风而解，即是微微汗出，风湿俱去之道也。以见此证宜桂枝加术汤，而非麻黄汤之任。"值天阴雨"句，更示人因时变通意。

湿家病，身痛发热，面黄而喘，头痛鼻塞而烦，其脉大，自能饮食，腹中和无病，病在头中寒湿，故鼻塞，纳药鼻中则愈。

此上受雾露之湿，故病在头中，瓜蒂散之所以神也。

---

① 决撤：决裂。
② 绾（wǎn 挽）合：原义指牵线撮合。此处引申为联结。

湿家身烦疼，可与麻黄加术汤，发其汗为宜。慎不可以火攻之。

风胜则烦，湿胜则疼，风湿两胜，自宜两解，麻黄汤以驱风，加白术以胜湿，治极明当。但身痛每用火劫发汗，而不知湿既挟风，风为阳邪，两阳熏灼，与湿相搏，邪何由解乎，故仲景又谆谆戒之。

麻黄加术汤方

麻黄三两，去节　桂枝二两，去皮　甘草一两，炙　杏仁七十个，去皮尖　白术四两

上五味，以水九升，先煮麻黄，减二升，去上沫，内诸药，煮取二升半，去滓，温服八合，覆取微汗。

病者一身尽疼，发热，日晡所剧者，此名风湿。其病伤于汗出当风，或久伤取冷所致也，可与麻黄杏仁薏苡甘草汤。

夏月暑湿用事，肺金最易受伤，形寒饮冷，肺气塞遏，故一身尽疼也。发热甚于日晡时者，以申酉为金之气主事也，故以麻、杏利肺气，薏苡利湿，甘草清热，足矣。

麻黄杏仁薏苡甘草汤方

麻黄五钱　杏仁十个，去皮尖　薏苡五钱　甘草一两，炙

上剉，每服四钱匕，水盏半，煎八分，去滓，温服，有微汗，避风。

风湿，脉浮身重，汗出恶风者，防己黄芪汤主之。

脉浮汗出恶风，风盛于表也。身重，湿盛于里也。风行于皮毛，尚易表散，而湿滞于肌肉，系恋风邪，相得不解，汗之徒伤其正耳。

是必先壮卫气以助乾健①之势，而沉着之湿邪从里托出，此防己黄芪汤之所为设也。芪、甘补气以达表，白术培土以胜湿，而以风湿并主之防己，统领芪、术，分陕②以成保厘③之功，风湿去而气随复矣。日服后当如虫行皮肤中，盖正气鼓动，邪从里出，其气机有如此也。

防己黄芪汤方

防己一两　黄芪一两④　甘草五钱，炙　白术七钱五分

上剉，每抄五钱匕，生姜四片，大枣一枚，水盏半，煎八分，温服。喘者加麻黄五钱，胃中不和者加芍药三分，气上冲者加桂枝三分，下有陈寒者加细辛三分。服后当如虫行皮肤中，从腰下如冰，后坐被上，又以一被绕腰以下，温令有微汗，差⑤。

伤寒八九日，风湿相搏，身体疼烦，不能自转侧，不呕不渴，脉浮虚而涩者，桂枝附子汤主之。如大便坚，小便自利者，去桂加白术汤主之。

伤寒八九日，邪当解矣。而不解者，以表阳自虚，而为风湿相持故也。身体疼烦，不能转侧，正是风为湿搏之征。但湿邪犯胃必呕，湿阻大肠必渴，今不呕不渴，则邪不在肠胃而在肌肉腠理之间，故脉

---

① 乾健：谓天德刚健。《易·乾》："天行健，君子以自强不息。"

② 分陕：分界。陕，即今陕西省陕县。相传周初周公旦、召公奭分陕而治，周公治陕以东，召公治陕以西。《左传·隐公五年》："自陕而东者，周公主之；自陕而西者，召公主之。"

③ 保厘：保护、扶持，使之安定。

④ 一两：《方论》作"一两一分，去芦"。

⑤ 差（chài）：同"瘥"，治愈。

浮虚而涩。浮为风，虚涩为湿滞，是惟辛温达表之品，以行阳散邪，而后痹着得解。故用桂枝、附子温行表里之风湿，佐以生姜、甘、枣以助和中达外之势，通体之风湿俱解矣。若大便坚，小便自利，而见身重烦疼之证，是病又不系风邪，而只是皮中之水寒湿气为痹，故即去桂加白术，专温通三焦，令水湿即在皮中而散。如冒状者，正气鼓动，水气亦随而动，正邪相搏，未得遽①胜之象，所谓与术附并走也。

桂枝附子汤方

桂枝四两　附子三枚，炮　甘草二两，炙　生姜三两　大枣十二枚

上五味，以水六升，煮取二升，去滓，分温三服。

白术附子汤方

白术一两　附子一枚，炮　甘草二两，炙　生姜一两半大枣六枚

上五味，以水三升，煮取一升，去滓，分温三服。一服觉身痹，半日许再服，三服都尽，其人如冒状，勿怪，即是术、附并走皮中，水气未得除故耳。

风湿相搏，骨节疼烦，掣痛不得屈伸，近之则痛剧，汗出短气，小便不利，恶风不欲去衣，或身微肿者，甘草附子汤主之。

犹是阳虚也，此条较前条为更剧。前条表阳虚，故加生姜，以行在表之痹着。此条里气更虚，故去姜枣加白术，以行在里之痹着。盖汗出为表虚，短气为里虚。恶风为表虚，不欲去衣为里虚，而且湿阻

---

① 遽（jù剧）：仓猝。

太阳，小便不利，风郁皮毛，身体微肿，故以术、附、甘大健中阳，以去湿为主，而以桂枝和解在表之风痹，使中外邪解而真①气辑宁②矣。

甘草附子汤方

甘草二两，炙　附子二枚，炮　白术二两　桂枝四两

上四味，以水六升，煮取三升，去滓，温服一升，日三。初服得微汗则解，能食。汗止③复烦者，服五合，恐一升多者，服六七合为佳。

太阳中暍，发热恶寒，身重而疼痛，其脉弦细芤迟，小便已，洒洒然毛耸，手足逆冷，小有劳，身即热，口开，前板齿燥。若发其汗，则恶寒甚；加温针，则发热甚；数下之，则淋甚。

此内伤中暑而为阴证也。元气素虚之人，暑气内侵，表里俱病，三焦皆伤。发热恶寒，暑邪侵表也。身重疼痛，暑挟湿邪而侵里也。小便已洒洒然毛耸，太阳卫气不振也。手足逆冷，阳气失运四肢也。遇劳则热，暑邪内蕴，劳则气浮而发动也。口开，前板齿燥，肾与膀胱为表里，太阳困惫，少阴亦致亏损也。其脉弦细芤迟，纯是里气虚寒之象。总之，暑伤元气，病属无形，仲景恐人泥于有形法治之，或以发热恶寒也，而用表法，或以其手足逆冷也，而用灸法，或以其小便毛耸也，而用利小便法，故出汗、下、温针三禁而不言治法，治法

---

① 真：原作"直"，据日抄本改。
② 辑宁：安抚而使之安定。《尚书·汤诰》："俾予一人，辑宁尔邦家。"
③ 汗止：《方论》作"汗出"。

从可推矣。甘温以救元气，庶得其旨乎！

太阳中热者，暍是也。汗出恶寒，身热而渴，白虎加人参汤主之。

此外感暑热而为阳证也。热淫之气，从口鼻入，鼻气通于肺，口气通于胃。肺受暑邪，不胜燔灼，则气分大虚，故恶寒汗出也。胃受暑邪，两阳合炽，则胃汁将涸，故身热而渴也。发热恶寒，原属太阳本证，以肺主卫气故耳。但太阳中热，而非中风治法，专以清热为主，而不可复用表药，故藉西方白虎之神，清肺救胃，涤热生津，为治中暍之主方。

白虎加人参汤方

知母六两　石膏半斤　甘草二两，炙　粳米三合　人参三两

上五味，以水一斗，煮米熟汤成，去滓，温服一升，日三服。

太阳中暍，身热疼重而脉微弱，此以夏月伤冷水，水行皮中所致也，一物瓜蒂汤主之。

此由中暍而致水，为暑湿相兼证也。但骤致之水，利于速去，肺主皮毛位上焦，肺气壅滞，故身热疼重。惟用瓜蒂汤以上越之，是暍既得水而解，水即由吐而出，功成反掌，不必复为暑湿纠缠矣。

一物瓜蒂汤方

瓜蒂二十枚

上剉，以水一升，煮取五合，去滓，顿服。

百合狐惑阴阳毒病脉证并治第三

论曰：百合病者，百脉一宗，悉致其病也。意欲食复不能食，尝①默默，欲卧不能卧，欲行不能行，饮食或有美时，或有不欲闻食臭时，如寒无寒，如热无热，口苦小便赤，诸药不能治，得药则剧吐利，如有神灵者，身形如和，其脉微数。每溺时头痛者，六十日乃愈；若溺时头不痛，淅淅然者，四十日愈；若溺时快然，但头眩者，二十日愈。其证或未病而预见，或病四五日而出，或病二十日，或一月后②见者，各随证治之。

按此证乃心营肺卫交邪。心主百脉，肺主周身之气化，心为君主，元首蒙尘，百职为之丛脞③，故百脉一宗，悉致其病，而饮食起居，俱失其常也。肺为心之华盖而为外藩，以御百邪。肺病则如寒无寒，如热无热而吐利兼臻④也。口苦便赤者，心阳搏结，则胆亦迫热而流液。且心与小肠为表里，小肠裹受肺气，水源被伤故也。故但于其溺时征之，以验其邪之浅深，病之轻重。溺之源发于上焦心与肺，位最高，主头，邪重则痛，轻则但眩也。其愈期定于六十、四十、二十日者，二脏属阴，病发于阴，阴之数偶也。治法取乎百合者，盖欲使明君复辟，必先廓清⑤其建都之地。百合气最清，入肺，味微苦入心，最能肃清上焦，用以为君。且以泉水之至清而澄静者，为下行之

---

① 尝：《方论》作"常"。
② 后：《方论》作"微"。
③ 丛脞（cuǒ）：纷乱。丛，众多。脞，微小而繁多。
④ 臻（zhēn 针）：达到，到来。
⑤ 廓清：清除。

向导，用以为使也。病亦以百合名者，所谓名以义起也。然此证多由误治所致，故下文各随其所犯何逆，以定治法。

百合病，发汗后者，百合知母汤主之。

百合病，下之后者，滑石代赭汤主之。

百合病，吐之后者，百合鸡子汤主之。

可见此病多由误治所致也。误汗则伤上焦，误下则伤下焦，误吐则伤中焦。汗乃心液，汗出营虚，君火必致燔灼，则肺焦液枯，不可不虑，故以知母之苦寒清降者，以辑心宁肺①，燥焰自熄也。下后脏阴亏损，下焦厥气，必致上逆，肺胃之气益伤，故以代赭镇逆气，滑石宣清窍，佐百合以廓清余邪也。吐伤中焦之精气，胃汁耗，则脏阴俱燥，故用鸡子黄和润中州，以除燥气，而后百合得展其清养之功也。俱用泉水煎者，法取澄清流而弗滞之义。

百合知母汤方

百合七枚　知母三两

上先以水洗百合，渍一宿，当白沫出，去其水，更以泉水二升，煎取一升，去滓；别以泉水二升煎知母，取一升后合煎，取一升五合，分温再服。

滑石代赭汤方

百合七枚　滑石三两，碎，绵裹　代赭石如弹子大，碎，绵裹

上如前方法，煎取百合与药成，分温服。

---

① 辑心宁肺：安定心肺。

百合鸡子汤方

百合七枚　鸡子黄一枚

上如前方法，煎取百合，汤成去滓，内鸡子黄搅匀，煎五分，温服。

百合病，不经吐下发汗，病形如初者，百合地黄汤主之。

既未经误治，何以成百合？是必在经之邪久而不解，延蔓伤络，阳邪烁阴而愈甚也。故以生地专入营分，以除络热，而以百合、泉水清在经之余邪也。病形如初者，即论中百脉悉病之象也。

百合地黄汤方

百合七枚　生地黄汁一升

上如前法煎取百合，汤成去滓，内地黄汁，煎取一升五合，分温再服，中病勿更服，大便当如漆。

百合病，一月不解，变成渴者，百合洗方主之。

前条病形如初，尚未增变。而此则缠绵一月，变成消渴，是经邪虽未传络，而久留阳位，劫液烁阴可知。方用百合洗者，以肺主皮毛，毛脉合精，行气于腑之理也。

百合洗方

以百合一升，以水一斗，渍之一宿，以洗身。洗后食煮饼，勿以盐豉也。

百合病，渴不差者，瓜蒌牡蛎散主之。

用百合洗法，而渴不差，是非独肺家燥热，而且下焦之阴火上炎，故取用苦咸法，以直清阴分，花粉涤上焦之热，牡蛎降阴火之逆。其不用百合者，谓已用过洗法也。

瓜蒌牡蛎散方

瓜蒌根　牡蛎等分

上为细末，饮服方寸匕，日三服。

百合病，变发热者，百合滑石散主之。

上一条变成渴，阳邪内扰而劫阴。此则变发热，是邪已向外，止郁蒸于皮肤腠理。故以滑石助百合，清泄上焦之表热，俾①邪即从清窍而出，故曰微利止服也。其不用泉水者，以热已向外，不必更清里也。

百合滑石散方

百合一两，炙　滑石三两

上为散，饮服方寸匕，日三服。当微利者，止服，热则除。

百合病，见于阴者，以阳法救之；见于阳者，以阴法救之。见阳攻阴，复发其汗，此为逆；见阴攻阳，乃复下之，此亦为逆。

此仲景契紧②为人慎重汗下之处。按百合一证，荣卫交病，则阴阳致两伤，是"阴阳"二字当参活解，非病发于阴，发于阳之谓也。但由误汗、误吐、误下，以及因循致变。其病机发见之端，必有偏见之处。阳法救阴，阴法救阳，即《内经》用阳和阴，用阴和阳之谓，不越篇中治法。若知母、滑石及百合洗，俱清上焦表法，即所谓阳法

---

① 俾（bǐ 比）：使。
② 契（qì 弃）紧：强调。

也。若生地、牡蛎、鸡子黄，俱治中下里分，即所谓阴法也。可见百合病救之不暇，尚可误攻耶。一逆尚引日，再逆促命期矣。

狐惑之为病，状如伤寒，默默欲眠，目不得闭，卧起不安。蚀于喉为惑，蚀于阴为狐，不欲饮食，恶闻食臭，其面目乍赤、乍黑、乍白。蚀于上部则声嗄，甘草泻心汤主之。蚀于下部则咽干，苦参汤洗之。蚀于肛者，雄黄熏之。

按上章百合乃太阳之致变，此章狐惑乃阳明之致变也。盖阳明居中，无所复传，湿热蕴酿不解，必致变而生虫，故欲眠、目不得闭，卧起不安，不欲饮食，恶闻食臭，俱是阳明之见症，然而正非阳明伤寒也。以其热淫于上，侵蚀于喉为惑，湿淫于下，侵蚀于阴为狐。上下为虫所苦，阳明受侮特甚，于是胃不安谷，饮食俱废。且虫之往来无定，即面目生色不一。以其蚀于上也，气分伤而声嗄。蚀于下也，血分伤而咽干。方用甘草泻心，苦辛开泄，足以杀虫而泻上焦之热。苦参、雄黄，亦一苦一辛，功专燥湿杀虫，而用熏洗者，以虫在肛门，即就近制之也。

甘草泻心汤方

甘草四两，炙　黄芩三两　干姜三两　半夏半升　黄连一两　大枣十二枚，擘　人参三两

上七味，以水一斗，煮取六升，去滓再煎，取三升，温服一升，日三服。

苦参汤方

苦参一升

以水一斗，煎取七升，去滓熏洗，日三服。

雄黄熏方①

雄黄

一味，为末，筒瓦二枚合之烧，向肛熏之。

病者脉数，无热微烦，默默但欲卧，汗出。初得之三四日，目赤如鸠眼，七八日，目四眦黑。若能食者，脓已成也。赤豆当归散主之。

湿热不解，非止生虫，必致壅而成痈。如病者脉数，阳邪灼阴，可见阴热内炽，故外无热而微烦，且欲卧汗出，有类少阴，以湿亦阴邪故也。毒气壅甚，不能久待，初见此脉证，三四日而火毒攻冲厥阴，即目赤如鸠眼。至七八日挟湿毒熏蒸阳明，遂目四眦黑。当此之时，肝胃之受伤若是，尚能安谷乎，而竟能食者，知其毒已从脓化，不复蕴结也。故但用赤豆清湿解毒，当归以排脓和血足矣。按此证若未成脓，必不能食，亦必另用清热托毒方法，凡治疮疡之理皆然。无热，"无"字疑误，当是发热也。

赤豆当归散方

赤小豆三升，浸令毛②出，晒干　当归十两

上二味，杵为散，浆水服方寸匕，日三服。

阳毒之为病，面赤斑斑如锦文，咽喉痛，吐脓血。五日可治，七日不可治，升麻鳖甲汤主之。

阴毒之为病，面目青，身痛如被杖，咽喉痛。五日可

① 雄黄熏方：原脱，据目录及《方论》补。
② 毛：《方论》作"芽"。

治，七日不可治，升麻鳖甲汤去蜀椒、雄黄主之。

二条亦属伤寒之变。阳毒阴毒，非有阴阳二邪也。以阳邪盛于阳经，则谓之阳毒，阳邪下乘阴经，则谓之阴毒也。一则面赤发斑，一则面青身痛，同是热淫之气搏结阳明，并于上焦心火则为发斑吐脓，并于下焦厥阴则为身痛如被杖。其皆咽痛者，以毒从阳分而来，咽居阳位，毒火焚之必痛也。故皆以升麻、甘草以升散阳邪为主，蜀椒、雄黄攻毒为臣。然辛温恐伤阴气，故用当归、鳖甲入肝以和阴为佐。其阳毒用川椒、雄黄者，以阳从阳，同气相求也。阴毒去之者，阴燥已甚，不堪再犯也。曰五日、曰七日者，以邪发于阳，阳之数奇也。

升麻鳖甲汤方

升麻二两　蜀椒一两，炒出汗　雄黄五钱，研　甘草二两
当归十两①　鳖甲手指大一片，炙

上六味，以水四升，煮取一升，顿服之，老小再服，取汗。阴毒去蜀椒、雄黄。

疟病脉证并治第四

师曰：疟脉自弦，弦数者多热，弦迟者多寒。弦小紧者下之差，弦迟者可温之，弦紧者可发汗、针灸也，浮大者可吐之，弦数者风发也，以饮食消息止之。

此总揭疟病之脉证并治法也。弦为肝脉，疟邪结于少阳，少阳甲胆寄附于肝，故脉亦主弦也。但在伤寒，少阳居表里之间，无出入路，治法只宜和解，故有汗、吐、下三禁。今于疟独出汗、吐、下、

---

① 十两：《方论》作"一两"。

温、针五法，则何也？盖在伤寒为传经之邪，邪入少阳地分，已有仰关而攻①之势，不得不寻盟修好②，雍容③以却之，此小柴胡之和解，正恐邪之入里也。若疟乃杂合交感之邪，不必传经而经自合，或并太阳，或并阳明，且或并厥阴，卒然而集，倏焉而散，正如流寇梗化④，骚扰中外。苟非加之以威，绳之以法，安能慑服。此五法之所由设，初不同于治少阳之常例也，但少阳处阴阳界分，出乎阳则近表，入乎阴则近里，故疟脉虽有一定之弦而兼数、兼迟、兼浮、兼紧、兼大、兼小，其病气有浅深，元气有强弱，脉象有阴阳如此。要之，从乎阳者，宜汗宜吐；从乎阴者，宜温宜下。但疟病之汗吐下，与伤寒之立法自不同耳。如脉之浮大为热，数亦为热，但数有虚实之分：实热宜清，虚热宜调、宜补。"饮食消息"，即所以和养之也。迟脉为寒，紧脉亦为寒，但迟为本脏之虚寒，故宜温。紧为外袭之阴寒，故宜发汗、针灸。且紧而见小象，是阴寒内入，全然不在阳位，若结为癥瘕者然，故宜下，即鳖甲煎丸之下法是也。总之，表盛者行汗吐方法，里盛者行温下方法，表里俱有者行和解方法。治疟之道于斯尽矣。

病疟，以月一日发，当以十五日愈；设不差，当月尽解；如其不瘥，当云何？师曰：此结为癥瘕，名曰疟母，急治之，宜鳖甲煎丸。

疟本戾气时邪，气有阴阳消长，邪之盛衰因之。天气以十五日一更，此进则彼退，人因气交所感，亦此剥则彼复⑤，故当以十五日愈。

---

① 仰关而攻：正面攻打防守严密的关隘，此处比喻难以治疗。
② 寻盟修好：重温旧盟以修好关系。此处喻和解少阳之意。
③ 雍容：从容不迫。
④ 梗化：顽固不服从教化。
⑤ 此剥则彼复：此消彼长之意。剥、复，为周易中两个卦名。剥，阴气之初来；复，阳气之初来。剥、复代表阴阳二气的消长。

否则再更一气，邪无不解矣。乃若正气已虚，邪气深沉，附气依血而结为癥痕，则根牢蒂固，漫无愈期，名曰疟母，自无形而有形者也。方用鳖甲煎丸者，疟母假血成象，栖附①于肝，故即用鳖之朽甲入肝，同类以相制为君，藉群药为臣为佐为使，共成匡正②锄邪之法也。按方制鳖甲合煅灶灰③所浸酒，专入肝以去痕。然恐其不足，故合四虫之锐以助之，柴胡、桂枝、承气专散三阳之结邪，然恐其太峻，故藉参、术之养正以监之。血凝则气必滞，乌扇、葶苈以利肺气也。血凝则热必郁，石苇、丹皮、紫葳、瞿麦，专清血中之结热也。病本血分，血主濡之，祛痕则血自耗，阿胶、桃仁所以濡之而养之也。

鳖甲煎丸方

鳖甲十二分，炙　乌扇三分，烧　黄芩三分　柴胡六分　鼠妇三分，熬　干姜三分　大黄三分　芍药五分　桂枝三分　葶苈一分，熬　石韦三分，去毛　厚朴三分　丹皮五分，去心　瞿麦二分　紫葳三分　半夏一分　人参一分　䗪虫三分，熬　阿胶三分　蜂窠四分，炙　赤硝十二分　蜣螂六分，熬　桃仁二分

上二十三味，为末，取锻灶下灰一斗，清酒一斛五斗，浸灰，俟酒尽一半，着鳖甲于中，煮令泛烂如胶漆，绞取汁，内诸药，煎，为丸如梧桐子大，空心服七丸，日三服。

---

① 栖附：停留附着。
② 匡正：改正。
③ 煅灶灰：又作"锻灶灰"。《本草经集注》："锻灶灰，此即今锻铁灶中灰尔，兼得铁力。"

师曰：阴气孤绝，阳气独发，则热而少气烦冤，手足热而欲呕，名曰瘅疟。若但热不寒者，邪气内藏于心，外舍分肉之间，令人消烁脱肉。

此即《灵枢》所云但热不寒之瘅疟①也。狂阳独炽，故使手少阴之阴气孤绝，所谓邪气内藏于心也。心为君火，无阴则阳气独发，金畏火逼，故热而少气烦冤也。阳主四肢，故手足热，热发于心而舍于胃，胃火上逆，故欲呕也。阳明主肌肉，故消烁脱肉也。然则瘅疟者发于心，舍于阳明，子母交病者也。

温疟者，其脉如平，身无寒但热，骨节疼烦，时呕，白虎加桂枝汤主之。

阳气为寒所折，遏抑日久，感春温之气而发，所谓冬伤于寒，春必病温是也。无寒但热与瘅疟相同，但多骨节疼，则先为寒气侵伤可知。寒邪束缚，五内之阳气无从宣发，藉春令感触与郁邪相进，上焦为燔灼之地，诸阳主上焦，故但热无寒也。身但热，则宜白虎汤以清之，骨节疼兼见太阳表证，故加桂枝以解之也。

白虎加桂枝汤方

知母六两　石膏一斤　甘草二两，炙　粳米二合　桂枝三两

上五味，以水一斗，煮米熟汤成，去滓，温服一升，日三服。

疟多寒者，名曰牡疟，蜀漆散主之。

此痰邪壅阻上焦，阳气不得宣通，故寒多而热少，非单寒之谓

---

① 但热不寒之瘅疟：出自《素问·疟论》。

也。以邪闭心气，心为牡脏，故名牡疟。蜀漆功专开豁上焦之痰邪，云母通达心脾而除余邪，龙骨镇摄心气以御外邪，合三物之长以建奇功，立法微妙，不可思议。

蜀漆散方

蜀漆洗去腥　云母烧二日夜　龙骨等分

上三味，杵为散，未发前以浆水服半钱匕。温疟加蜀漆半分，临发时服一钱匕。

附《外台秘要》三方

牡蛎汤方　治牡疟。

牡蛎四两　麻黄四两　甘草二两　蜀漆三两

上四味，以水八升，先煮蜀漆、麻黄，去上沫，得六升，内诸药，煮取二升，温服一升。若吐，则勿更服。

阴阳邪交则疟作，牡蛎降阴，麻黄升阳，蜀漆祛邪，甘草养正，亦截疟之神方。

柴胡去半夏加瓜蒌根①汤方　治②发渴者，亦治劳疟。

柴胡八两　人参　黄芩　甘草各三两　瓜蒌根四两　生姜二两　大枣十二枚

上七味，以水一斗二升，煮取六升，去滓再煎，取三升，温服一升，日三服。

此治少阳证之成法也，散邪养正，故劳疟亦主。

---

① 根：《方论》无。
② 治：此后《方论》有"疟病"二字。

柴胡桂姜汤方　治疟寒多热少①，或但寒不热，一②剂如神。

柴胡半斤　桂枝三两，去皮　干姜二两　瓜蒌根四两　黄芩三两　甘草二两，炙　牡蛎二两，熬

柴、芩清表里之热，姜、桂散表里之寒，瓜蒌、牡蛎苦咸泄降，俾上下清宁，故一剂如神也。

徐忠可曰③："疟之发也，邪气与卫气相并，相并则病作，相离则病已，并于阴则寒，并于阳则热，故王宇泰④谓寒多者宜升其阳，不并于阴则寒自已；热多者宜降其阴，使不并于阳则热自已；寒热交作者，一升一降，而以渗利之药从中分之，使不交并则愈。因制一主方，升、柴、羌、防、干葛各五分，使升阳气，不交于阴；石膏三钱、知母一钱、黄芩五分，引阴气下降，不交于阳；猪苓一钱五分，分利阴阳，使不交并；穿山甲一钱，穿走经络，引诸药入阴出阳；厚朴一钱以利气，三和曲一钱五分以行痰。主此加减，所投辄效。又有病疟二年，子和⑤谓阴阳之相移，必四末始。于是坚束其处，决去其血，使邪散而不得交，立愈。予见小儿胎疟不能药，因思《内经》有塞其空窍之法。空窍谓胸中也，乃今候未来之前，用冰糖一两顿服贮中，堵截相并之路，无不立效。此何也？阴阳交并而疟发，固为治疟玄机，而不知相并之地起于四末，会于中脘，此玄中之玄也，附志以详病机。

---

① 热少：《方论》作"微有热"。
② 一：此前《方论》有"服"字。
③ 徐忠可曰：徐忠可，即清代医家徐彬，字忠可。撰有《金匮要略论注》。按此段引徐忠可文，出自徐彬《金匮要略论注·疟病脉证并治第四》。
④ 王宇泰：指明代医家王肯堂，字宇泰。撰《证治准绳》等。
⑤ 子和：金代医家张从正，字子和。撰《儒门事亲》等。

中风历节病脉证并治第五

夫风之为病，当半身不遂，或但臂不遂者，此为痹。脉微而数，中风使然。

风之中人，乘虚而入，不必动关全体，或止半身，或仅一臂，皆谓之痹。痹者，闭也，《内经》所云风痹是也。以元气有强弱，邪气有轻重，故为病不同，唯凭之于脉。如脉微而数，微为正虚，数为风发，养正祛风，一定之理矣。然此犹为外风乘虚袭入而设，尚属暴病，若积弱之躯，或高年气血衰惫，以致半身不遂，当属"偏枯论"① 所云"男子发左"、"女子发右"者是也。若以风邪治之，是为促命期矣。盖男子以气为主，气不足则无以鼓动血分，左偏属血，故血泣而枯也。女子以血为主，血不足以荣养气分，右偏属气，故气馁而枯也。偏枯之处，气血不行，而变化内风，譬若偏枯之树，节窍空槁而虫蚁萌发也。治法惟有栽培未枯一偏，从阳以引阴，从阴以引阳，朝滋夕壅，容有回春之理。余见俗医，每遇偏枯一证，只知治受害一偏：男子发左，纯以养血为事；女子发右，纯以消痰去湿为事；甚有不顾气血强弱而专以疏风急急者。嗟乎！枯者枯矣，培之不及，而再伐之，又何忍乎！先民有作，当为之痛心疾首者也。何不参观物理以司人命耶？

寸口脉浮而紧，紧则为寒，浮则为虚，寒虚相搏，邪在皮肤。浮者血虚，络脉空虚，贼邪不泻，或左或右，邪气反缓，正气即急，正气引邪，喝僻不遂。邪在于络，肌肤不仁；邪在于经，即重不胜；邪入于腑，即不识人；邪

---

① 偏枯论：出自《素问·大奇论》。

入于脏，舌即难言，口吐涎。

浮紧本为风伤卫、寒伤营之脉，今以中风而见此脉，则外无太阳表证可知，是紧为本气寒，浮为里气虚也。凡邪之中人，必先皮毛，次络，次经，次府，次脏，由渐而深。其始入也，乘本气虚寒而搏结，则先盛于皮肤，而围环于皮肤以内者。直者为经，横者为络，旁之小者为孙络，络在经之外、肤之内，经主气，络主血。今脉浮为虚，因络空而血虚，有不堪重按之象，邪乘络虚而深入，无论左右。凡邪所感之处，其气因不用而反缓，其未受邪之正气，不能率其故常而反急，于是牵引病气，喎僻不遂。于未病之一偏，络在肌肉之中，络病故肌肤不仁。经连筋骨之间，经病则必痿重而痹着。渐次而入于府，胃为六府之总司，府邪必归于胃，风痰上塞堵塞心窍，故不识人也。又深而入于脏，心为五脏之主宰，脏邪必归于心，心连舌本，气厥不至，故舌难言、廉泉开而吐涎也。至于难言吐涎，五脏之气机将息，中风极深之候。

寸口脉迟而缓，迟则为寒，缓则为虚。荣缓则为亡血，卫缓则为中风。邪气中经，则身痒而隐疹。心气不足，邪气入中，则胸满而短气。

犹是虚寒也，而脉见迟缓，是正虽不足，而风邪尚浅。脉之所以迟者，因里寒而迟；所以缓者，以风入而缓。盖缓本风脉也，缓在营分，心主营，心为风搏，不能生血矣。缓在卫分，肺主卫，肺为风搏，无以卫外矣。营卫本属太阳一经，风邪伤卫，久而不解，为身痒，为隐疹，即久成泄风①之义也。寒邪挟风而入营，则心气不足，

---

① 泄风：风在腠理而致汗泄的病症。《素问·风论》："外在腠理，则为泄风。"

为胸满，为短气，如饮家心下逆满是也。前条言浮紧，病机在紧上见之，本气虚寒，招风取中，纯从本论。此条言迟缓，病机在缓上见之，风邪亦微，即挟虚寒，不离太阳一经，尚可从标治也。

侯氏黑散方　治大风四肢烦重，心中恶寒不足者。《外台》治风痫方。

菊花四十分　白术十分　防风十分　桔梗八分　黄芩五分细辛三分　干姜三分　茯苓三分　人参三分　当归三分　川芎三分　牡蛎三分　矾石三分　桂枝三分

上十四味，杵为散，酒服方寸匕，日一服。初服二十日，温酒调服，禁一切鱼肉、大蒜，常宜冷食，六十日止，即药积在腹中不下也，热食即下矣，冷食自然助药力。

此由中气虚寒而为风邪所痹也。风本清邪，主之于肝，发于上焦，故用菊花清肝散风为君，黄芩以助其清邪之力，防风以助其宣散之勋①也。病本于中虚，参、苓、白术壮补其中气；治风先治血，川芎、当归活血以祛风，则心中之不足瘳②矣。干姜守中，以治中寒，细辛入阴，以祛伏寒，桂枝行阳，以散表寒，则心中之恶寒亦除矣。然阳邪恐致扰阴，矾石酸寒，足以澄清手少阴之邪，牡蛎咸寒，足以降泄足少阴之邪。夫风淫于上也，药性易致下行。桔梗舟楫之剂，载药上浮以为功，且开提气化，以行周身之风痹。而又助之以酒，使之浸淫于中，运行于表。常使冷食积中不下者，以里气已虚，先藉药力防护，而祛邪不可迅速也。

---

①　勋：功劳。
②　瘳（chōu 抽）：痊愈。

风引汤方，除热瘫病。《外台》治大人风引，小儿惊痫瘛疭时发。巢氏①用治脚气。

大黄四两　干姜四两　龙骨四两　牡蛎二两　桂枝二两甘草二两　寒水石　滑石　石膏　赤石脂　白石脂　紫石英各六两

上十二味，杵，粗筛，以韦囊盛之。取三指撮，井华水三升，煮三沸，温服一升。

热甚则生风，除热即所以熄风也。风阳扰攘则生痰，为瘫为痫，莫非风痰所发，清热所以治其源也。名曰风引，谓风邪自此引去，正不必用风药矣。按荣缓为亡血，卫缓为中风。盖血枯，则燥火生而内风自动；表虚，则腠理疏而外风易入。黑散属卫缓中风例治法，风引属荣缓亡血例治法也。但既曰亡血，何以轻用大黄？以其营缓，缓则有濡滞之象，非真无血，特滞而不行，如女子血枯初候，而用大黄蟅虫法也。故在卫缓，必主行阳，在荣缓，必主濡血，有固然者。然至于风动痰生，风引惊痫，里气紊乱已极，治法不得不曲为顾恋。桂、甘、龙、牡和荣卫、辑②心肾，扶正以端③其本；滑石、石膏、寒水石，清三焦之燥热；赤白石脂、紫石英镇脏家之逆气；姜以通神明，而用干姜之辛温，兼入血分，佐大黄以能行能止，共裹④底定⑤之功也。

防己地黄汤方　治病如狂状，妄行，独语不休，无寒

---

① 巢氏：指隋代医家巢元方，撰《诸病源候论》。
② 辑：安定。
③ 端：正。
④ 裹：完成。
⑤ 底定：安定。

热，其脉浮。

防己一分　甘草一分　桂枝三分　防风三分

上四味，以酒一杯，渍之一宿，绞取汁，生地黄二斤
㕮咀，蒸之如斗米饭久，以铜器盛其汁，更绞地黄汁，和
分再服。

风邪挟湿，壅于阳明，胃之支脉络于心，故神明昏乱如狂，妄
行、独语不休也。二防散风祛湿，桂、甘入荣和卫，而重用生地汁，
以濡血息风，养营滋胃，制方绝妙。风本无形，二防、桂、甘蒸为
露，独取清气，以入上焦气分。生地黄只取汁，流而不滞，直达下
焦，与湿同行，风从此息，神明自安矣。

头风摩散方

大附子一枚，炮　食盐

二味，等分为散，沐了，以方寸匕，摩疾上，令药
力行。

偏头风乃下焦阴火攻冲，故以二味摩而降之。

寸口脉沉而弱，沉即主骨，弱即主筋；沉即为肾，弱
即为肝。汗出入水中，如水伤心，历节痛①，黄汗出，故
曰历节。

寸口候脏阴，水寒重着，故脉沉。风性轻扬，故脉弱。寸口沉
弱，知其病在筋骨也。盖水邪归肾，肾主骨；风邪归肝，肝主筋也。
然病虽在肾肝，而邪终由表入，以汗出毛孔开，而入水中，水淫伤
心，诸痛属心，因遍历骨节筋络而痛，故名历节。汗出必黄，以湿郁

---

①　痛：《方论》无。

金匮要略正义 三六

为热所致。盖水邪自皮毛而进，溢于外为黄汗，流于关节为历节，是黄汗、历节，虽有表里之殊，而溯源则一耳。

趺阳脉浮而滑，滑则谷气实，浮则汗自出。少阴脉浮而弱，弱则血不足，浮则为风，风血相搏，即疼痛如掣。盛人脉涩小，短气自汗出，历节疼不可屈伸，此皆饮酒汗出当风所致。

"饮酒汗出当风"六字，该内伤外感言，是历节、黄汗病之源头，故以之总括上文。盖饮酒多，即为谷气实，必取之趺阳，以趺阳为脾胃脉也。浮为风热，滑为湿实，岂非湿壅热郁而生风乎？汗出当风，即属外感，必取之少阴，以少阴与太阳相表里也。弱为阴气弱，浮为风气强，风搏血而掣痛，岂非风邪塞闭而致湿热乎？然浮滑浮弱，俱为常人言之，若肥盛之人，不在此例。夫盛人脉自不浮而涩小，但见短气自汗，历节疼，至于不可屈伸，亦必以饮酒汗出当风断之，正不得拘定①脉之浮象矣。

诸肢节疼痛，身体尪羸，脚肿如脱，头眩短气，温温欲吐，桂枝芍药知母汤主之。

阳主四肢，诸肢节疼痛，是本阳虚而更为风湿所痹也。阳痹则气血不能充周，故身体尪羸②；阳痹则湿邪下滞，故脚肿如脱；风胜则头眩，湿壅则气短；温温欲吐者，湿浊渎扰胃肠故也。方用麻、桂、姜、防，以辛散上焦之风邪；白术、附子以温运中下两焦之湿邪；芍药、甘草和调气血以止痛，此三焦表里合治之法也。然风湿久痹，阴气必伤，温药止可救阳，又虑炼阴，特加一味知母，以保肺清胃滋

① 拘定：限定。
② 尪羸（wāng léi 汪雷）：瘦弱。尪，骨骼弯曲不正。羸，瘦。

卷上

三七

肾，亦三焦并赖，配合绝佳。总之阳气为风湿所痹，类于历节者也。

桂枝芍药知母汤方

桂枝四两　芍药三两　甘草二两　麻黄二两　生姜五两
白术四两　防风四两　知母四两　附子二两，炮

上九味，以水七升，煮取二升，温服七合，日三服。

味酸则伤筋，筋伤则缓，名曰泄。咸则伤骨，骨伤则痿，名曰枯。枯泄相搏，名曰断泄。荣气不通，卫不独行，荣卫俱微，三焦无所御，四属断绝，身体羸瘦，独足肿大，黄汗出，胫冷，假令发热，便为历节也。

前言饮酒汗出当风，虽合内伤外感，尚属有余实证。而此条独就饮食边说，因循①偏害，为不足虚证也。盖肝为风脏，肾为水脏，非必六淫之风为风也，而厥阴内蕴之风正厉，非必六淫之水为水也，而少阴浩荡之波甚张。惟此内风与水，得其养则和畅安澜②，失其养则怒号崩溃。究其致病之因，伤于味者居多。如酸喜归肝，过酸则肝气走泄而筋缓；咸喜归肾，过咸则肾气枯寂而骨痿。枯与泄相搏，犹之水无源而木无根，下焦断泄矣。下焦断泄，则中焦之荣气格而不通；荣不通，则卫亦不能独运。于是荣卫式微③，三焦无所禀受以统御周身四属，里气全无，为断绝，为羸瘦，痹斯极矣。足肿胫冷者，寒湿浸淫，微阳不及下行故也。尔时病气深沉，图治实难，幸而终为滋味所伤。味之走泄筋骨者，亦可外达肌表，发而为黄汗，蒸而为发热，致变历节。虽尚可调治，而亦重大难堪矣。人可纵情恣意于食物乎？

---

①　因循：迟延拖拉。
②　安澜：水波平静，此处喻平静。
③　式微：原指天将黄昏，此指事物由兴盛而衰落。

若论治法，要不越乌头汤及崔氏八味丸条例中参酌也。

病历节不可屈伸，疼痛，乌头汤主之。

不可屈伸，疼痛，风寒湿三气俱有。麻黄、乌头辛温解散而痹痛可开，芍药、甘草泄肝和脾而屈伸自和，黄芪大补气分，助麻黄、乌头以攘外，协芍药、甘草以安内，法律井然，以整以暇①。

乌头汤方

麻黄三两　芍药三两　黄芪三两　甘草三两，炙　乌头五枚

上将乌头㕮咀，以蜜二升，煎取一升，即出乌头，再将四味㕮咀，以水三升，煮取一升，去滓，内蜜煎中更煎之，服七合。不知，尽服之。

矾石汤方　治脚气冲心。

脚气冲心，温热上干也，矾石利湿清热，故主之。以浆水煎浸，从下引之也。

矾石二两

以浆水一斗五升，煎三五沸，浸脚良。

附方

《古今录验》续命汤方　治中风痱，身体不能自收持，口不能言，冒不知痛处，或拘急不得转侧。

麻黄三两　桂枝三两　杏仁四十粒　甘草三两　石膏三两
干姜三两　人参三两　川芎一两五钱　当归三两

---

①　以整以暇：从容不迫。

上九味，以水一斗，煮取四升，温服一升，当小汗，薄覆脊，凭几坐，汗出则愈；不汗更服，无所禁，勿当风。并治但伏不得卧，咳逆上气，面目浮肿。

> 风之伤人也，必先犯肺，故主以越婢，清肺以疏壅。然邪之客处，其气必虚，人参壮补其元气，干姜温守其中气。加桂枝，入营而和卫；加芍、归者，治风先治血也。

《千金》三黄汤方　治中风手足拘急，百节疼痛，烦热心乱，恶寒，经日不欲饮食。

麻黄五分　独活四分　细辛二分　黄芪二分　黄芩三分

上五味，以水六升，煮取二升，分温三服，一服小汗，二服大汗。心热加大黄二分，腹满加枳实一枚，气逆加人参三分，悸加牡蛎三分，渴加瓜蒌根三分，先有寒加附子一枚。

> 此本虚，下焦素有伏风，复感外风，内外并治之法也。手足拘急，百节疼痛，伏邪所发也。烦热恶寒，外风所致也。客邪扰于上，伏邪发于下，上下交邪，阳明困极，故不欲食饮也。心为胃之子，故神明亦乱也。方用麻黄以通清阳，开上痹为君，而协黄芪走肌肉而达表，合黄芩清上焦以除烦，独活、细辛宣通肾肝，以搜剔伏邪。上下表里咸①理，极为允当②矣。而更立加法者，以本虚邪盛，不得不曲为绸缪③也。

《近效》术附汤方　治风虚头重眩苦极，不知食味，暖肌补中，益精气。

---

① 咸：全。
② 允当：平允适当。
③ 绸缪：事前准备。

白术一两　附子一枚半，炮，去皮　甘草一两，炙

三味，剉，每五钱匕，姜五片，枣二枚，水盏半，煎七分，去滓温服。

此由中阳虚衰，复被邪客所致。故以附子温起真阳，而以白术、甘草填补中州，庶浊阴散而精气充，虚风自熄矣。

崔氏八味丸　治脚气上入，少腹不仁。

干熟地八两　山萸肉四两　薯蓣四两　泽泻三两　茯苓牡丹皮各三两　桂枝一两　附子一两

八味，末之，炼蜜和丸梧子大，酒下十五丸，日再服。

寒湿二气，冲激肾垣①，必须用专经之药，以行阳去湿为治。其不用肉桂而用桂枝者，以桂枝行阳，能伐肾邪，不必专于补也。

《千金》越婢加术汤方　治肉极，热则身体津脱，腠理开，汗大泄，厉风气，下焦脚弱。

麻黄六两　石膏半斤　甘草二两　生姜二两　白术四两大枣十二枚

上六味，以水六升，先煮麻黄，去上沫，内诸药，再煎取三升，分温三服。恶风，加附子一枚。

阳明主肌肉，阳明热极则不能司合，而汗泄致风，风动火炎，故津脱。风阳上浮，故下部脚弱。其必致脚弱者，以脾与胃为表里，脾主四肢也。故药用越婢以清热熄风，加白术以补中而实腠理也。

血痹虚劳病脉证治第六

问曰：血痹病从何得之？师曰：夫尊荣人骨弱肌肤

---

① 肾垣（yuán 元）：肾脏所主之处。垣，指城。

盛，重因疲劳汗出，卧不时动摇，加被微风，遂得之。但以脉自微涩在寸口，关上尺中①小紧，宜针引阳气，令脉和紧去则愈。

　　元气内虚之人，最易外感成疾。膏粱②之徒，骨肉柔脆，更因疲劳伤其形神，汗卧伤其卫气，且不时动摇，以致伤及元精。动摇者，所谓"有动于中，必摇其精"③也。尔时虽无六淫之气乘之，内虚已着，乃加被微风，袭虚而入。风本伤卫，卧中卫气伏于营中，与血相搏，而血遂痹矣。夫营行于脉中者也，元虚之人，其脉本微，今因血痹而且涩矣。寸口关上为心主肝脾之位，荣气之所出，痹则不能下交于卫，卫气亦致孤馁④，故尺中小紧：小为阳虚，紧为阴寒也。虚寒如此，唯宜针引阳气，以鼓动三焦，庶春回阳转而生气萌动也。后人治虚损，用补中益气，从阳引阴；八味、都气，从阴以引阳，即针引之意。

　　血痹，阴阳俱微，寸口关上微，尺中小紧，外证身体不仁，如风痹状，黄芪桂枝五物汤主之。

　　承上言阴阳俱微，营卫交痹矣。寸口关上、尺中俱见虚寒，三焦绝无正气鼓动，其里气已甚惫，而外且见身体不仁证象，是气因血而亦痹，不能融贯百骸肌体，有似风痹，而实不必由风也。但其治法，亦正从同⑤。如桂枝汤本为太阳中风和荣卫之要药，兹特去甘草之和缓，而君以黄芪之峻补者，统率桂、芍、姜、枣，由中达外。俾无形

---

①　尺中：《方论》无此二字。
②　粱：通"粱"，是稻谷一类植物。《素问·生气通天论》："膏粱之变，足生大丁。"
③　有动于中，必摇其精：语出欧阳修《秋声赋》。
④　孤馁：孤单，不足。
⑤　从同：相同。

之卫气，迅疾来复，有形之营血，渐次鼓荡，则痹可开，而风亦无容留之处矣。

黄芪桂枝五物汤方

黄芪三两　芍药三两　桂枝三两　生姜六两　大枣十二枚

上五味，以水六升，煮取二升，温服七合，日三服。

夫男子平人，脉大为劳，极虚亦为劳。

男子面色薄者，主渴及亡血，卒喘悸，脉浮者，里虚也。

男子脉虚沉弦，无寒热，短气里急，小便不利，面色白，时目瞑兼衄，少腹满，此为劳使之然。

劳之为病，其脉浮大，手足烦，春夏剧，秋冬瘥，阴寒，精自出，酸削不能行。

男子脉浮弱而涩，为无子，精气清冷。

夫失精家，少腹弦急，阴头寒，目眩发落，脉极虚芤迟，为清谷、亡血、失精；脉得诸芤动微紧，男子失精，女子梦交，桂枝龙骨牡蛎汤主之。

此总叙虚劳之脉证与色以相参也。大与极虚，是虚劳之主脉。盖大为元阴亏，虚为元阳弱也，下文脉证俱从此参互。人之气血，会于面部，故明堂五色，脏腑之寒热虚实应之。今面色衰薄，则知其为阳精所降也，阳精降，则阴不上奉，燥渴亡血在所必致。上焦虚损，故主喘与悸也。荣气发于上焦，行于脉中，里虚即营虚，脉无里则浮，即浮大为劳之义也。脉虚为劳矣，若兼见沉弦，沉为卫气伏，弦为卫气结，即无寒热表邪，而短气里急，纯属下虚阴逆，中阳不布之象，因而小便不利。少腹满，卫阳不运也。面色白，血不上荣也。目瞑兼衄，阴火上逆也。此为下焦劳伤，即极虚为劳之义也。劳之为病以下三条，俱属下焦虚损证，如脉大为劳矣，而并见浮象，是真阴有亏，而虚阳上泛，故脉浮而大。手足烦热者，阳主四肢也。春夏剧、秋冬差者，元虚不任宣发，止合收藏也。少阴虚寒，则精藏不固，肾主骨，骨衰则酸削不能行矣。脉浮大，为下焦阴虚。若脉浮弱而涩，则下部之真火益衰。男子之精，赖真火以为运行，故能生生不息。今火衰则生气已亡，精清气冷，安望有子耶？可见失精家由于阳虚不能统摄者居多。阳虚不运，则阴寒凝聚，故少腹弦急与阴头寒也。肾肝同源，窍于目，华于发，精气不充，则目眩而发落矣。脾受气于下焦，火虚则脾无阳运而清谷，脾不统血而亡血，脾气下陷而失精矣。按其脉，非特极虚，而且芤迟，是合大与极虚之脉象，久久失治之增变也。故使诊平人之脉，一见芤动微紧脉象，便以脏气虚寒论，男子知其失精，女子知其梦交，通阳固阴，斯为要务，此桂枝加龙牡汤所为神也。若果阴寒之至，另立天雄散法，要非此方所能为功也。然使真阴亏损，亡血失精，二方皆非其任矣，须知之。批注：须用八味肾气丸法。

桂枝加龙骨牡蛎汤方

桂枝　芍药　生姜　龙骨　牡蛎各三两　甘草二两　大枣十二枚

七味，以水七升，煮取三升，分温三服。

天雄散方

天雄三两，炮　白术八两　桂枝六两　龙骨三两

四味，杵为散，酒服半钱匕，日三服。不知，稍增之。

男子平人，脉虚弱细微者，喜盗汗也。

人年五六十，其病脉大者，痹侠背行，若肠鸣，马刀侠瘿者，皆为劳得之。

脉沉小迟，名脱气。其人疾行则喘喝，手足逆寒，腹满，甚则溏泄，食不消化也。

脉弦而大，弦则为减，大则为芤，减则为寒，芤则为虚，虚寒相搏，此名为革。妇人则半产漏下，男子则亡血失精。

上五条，历叙男子平人下焦虚损之脉证。此四条历叙男子平人劳伤中气之脉证也。然下损无以生，扶中焦亦必致清谷便溏，中虚无以培植下焦，亦必致失精亡血。故并列脉证于前，以互相发明。谓人以中气为主，劳必伤中，虚弱细微，中阳衰替①甚矣。虚阳无以卫外，而反入里扰荣，故卧必盗汗出也。人生五十始衰，六十则阳气益减，脉不当大而反大，是其大为虚阳外鼓之大，而非真气内实之大也。三阳皆虚，痹而不用，反汲引下焦之厥气攻冲为病。如太阳行身之背，痹则督脉空乏，不能行气于脊内，而于脊之两傍，只任虚阳委顿②而行，或致佝偻，或致痛苦，所谓侠背行也。阳明行身之前，痹则中气下陷，阴气上攻，肠脐为之不宁，故鸣也。少阳行身之侧，痹则左升之生气不宣，而肝家厥火逆攻而燔灼上焦，或发马刀，或结为瘿，孰非过劳伤中所致耶。若在沉、小、迟三脉并见，则三焦阳气全无，故名脱气。疾行喘喝者，中虚不任劳动也。手足为阳气所主，阳虚故逆寒也，腹满溏泄，食不消化者，脾无阳运，不能为肠脐转输也，此虚

① 衰替：衰败。
② 委顿：疲乏，憔悴。此处形容阳气运行无力。

寒之甚者。若脉弦而大，全失阳和气象，是弦因阳气减而为寒，大因中气空而为虚，外虚内寒，搏结于气分，名之曰革，若鼓皮之外张，为中空如此，何以融贯奇经乎？半产漏下，亡血失精，所固然也。

虚劳里急，悸，衄，腹中痛，梦失精，四肢酸疼，手足烦热，咽干口燥，小建中汤主之。

此该上章中虚成劳，所列诸证而出治法也。本以劳伤中气而致虚劳，劳则病不从表而从里，则在里之病气自急，急者如悸衄以下等候，层见迭出之象也。虚则补之，急则缓之，缓急益虚，舍小建中别无良法，故以为治虚劳里急之主方。

小建中汤方

桂枝三两，去皮　甘草三两，炙　芍药六两　生姜三两大枣十二枚　胶饴一升

上六味，以水七升，煮取三升，去滓，内胶饴，更上微火消解，温服一升，日三服。

虚劳里急，诸不足，黄芪建中汤主之。

前列虚劳里急证象而用建中矣，而此云诸不足，有营卫兼病，不可枚举之象，故独加黄芪一味，助甘、姜、糖、枣，从阳以大补其卫气，助芍药、桂枝入里以大补其营气，营卫两调，中气自建。而又立加减法，以应病机，由是诸虚不足，庶有所维持矣。

黄芪建中汤方

于小建中汤内加黄芪一两半。气短胸满者，加生姜；腹满者，去枣，加茯苓一两半；及疗肺虚损不足、补气，加半夏三两。

虚劳腰痛，少腹弦①急，小便不利者，八味肾气丸主之方见妇人杂病。

此下焦无阳之见证，故以八味丸，温补其元阳。

虚劳诸不足，风气百疾，薯蓣丸主之。

前条里急诸不足，初无外见表证，而此则有风气百疾，则当着意在表分可知。然外证实由里虚而发，则补正祛邪，法贵万全。故以四君、四物大补其气血，麦冬、阿胶佐以养阴熄风，桂、姜、大枣助以养阳固表，诸气不足，恃此以无恐也。然既有风气，又不可不从风气主治，因以防风散周身之风，桔梗、杏仁泄上焦气分之风，白敛清中焦入营之风，柴胡升少阳之生气，神曲疏脾胃之滞气，豆卷利下焦之浊气。如是则风调而气和，百疾有不咸理乎？但病气纷纭，且攻且补，难以相协。惟君之以纯粹生精之山药，培养脾肾，俾其率补剂以治诸虚，和风药以除百疾，调燮②气味，归于冲和③，制方之所以为圣也。

薯蓣丸方

薯蓣二十分　人参七分　白术六分　茯苓五分　甘草八分当归十分　地黄十分　芍药六分　芎䓖六分　麦冬六分　阿胶七分　干姜三分　大枣百枚，为膏　桔梗五分　杏仁六分　桂枝十分　防风六分　神曲十分　豆黄卷十分　柴胡五分　白敛二分

上二十一味，末之，炼蜜为丸，如弹子大，空腹酒服

---

① 弦：《方论》作"拘"。
② 调燮（xiè 械）：调理。
③ 冲和：平和。

一丸，一百丸为剂。

虚劳虚烦，不得眠，酸枣仁汤主之。

虚矣而烦，是虚为阴气虚，而烦为阳气烦也，烦而至于不得眠，则烦在暮夜深更，为厥阴王①时也。盖厥阴主合，阳明亦主合，肝阴有亏，相火躁动，冲激上焦，阳明为受侮之地，由是一脏一腑，交相失职，但烦而不得眠矣。故用功专厥阴之酸枣，敛阴以和阳；功专阳明之甘草，和中而缓肝。然人身之气，左升右降不失其度，则气血条达，而脏腑之合辟以时。今中虚劳伤，升降之道路几废，爰用川芎之辛，佐酸枣入肝，以复其左升之常；知母之苦，和甘草入胃，以还其右降之素②；肝胃不和，则心主不宁，茯苓宁心而补虚，则烦自治也。

酸枣仁汤方

酸枣仁二升　甘草一两　知母二两　茯苓二两　芎𦸼二两

五味，以水八升，煮酸枣仁，得六升，内诸药，煮取三升，分温三服。

五劳虚极，羸瘦，腹满，不能饮食，食伤、忧伤、饮伤、房室伤、饥伤、劳伤、经络营卫气伤，内有干血，肌肤甲错，两目黯黑，缓中补虚，大黄䗪虫丸主之。

凡劳必因虚，五劳虚极之候，势必至形肉脱而羸瘦，脾胃伤而不能饮食。然究其受病之初，必因饮食饥饱伤其中，忧思郁虑伤其上，劳力房室伤其下。三焦皆经络营卫之所主，其气一伤，血即涩而不流，止于内而为干血。肌肤赖血以润泽者也，血干则甲错矣。两目藉

---

① 王：同"旺"。
② 素：本来。

血以洞视者也，血干则黯黑矣。由是血愈干，则中益枯燥而急，中燥急则虚必益至于极，是欲缓中补虚，莫若先攻干血矣。故用四虫合大黄、桃仁、生地、干漆，群队攻瘀之药，而止用芍药、甘草以和之。反得云补者，谓瘀去则血行，血行则中气不至燥急而缓，诸虚渐次可复也，故曰补也。

大黄䗪虫丸方

大黄十分，蒸　黄芩二两　甘草三两　桃仁一升　杏仁一升　芍药四两　干地黄十两　干漆一两　虻虫一升　水蛭百枚　蛴螬一升　䗪虫半升

上十二味，末之，炼蜜和丸小豆大，酒服五丸，日三服。

附方

《千金翼》炙甘草汤方　治虚劳不足，汗出胸闷，脉结悸，行动如常，不出百日危急者，十一日死。

甘草四两，炙　桂枝三两　生姜三两　麦冬半升　麻仁半升　人参二两　阿胶二两　大枣三十枚　生地黄一斤

上九味，以水八升，酒七升，先煮八味，取三升，去滓，内胶消尽，温服一升，日三服。

虚劳而致汗出，阳虚无以卫外矣。胸闷不舒，阴燥无以内荣矣。阳虚故脉结，阴燥故心悸也。此心营肺卫两伤，病在无形，故能行动如常。然主不出百日危者，以九十日为一时，百日则岁序已更，元气不堪变更故也。若病深而急，死期迫矣。子①以十一日者，阴阳衰脱，

---

① 子：据文义疑为"予"。

脏数五，腑数六故也。药用桂、甘、姜、枣以复其阳，地、冬、胶、麻以复其阴，而人参叁两①于其间，以成位育之功②，名之曰复脉，岂虚语哉。

《肘后》**獭肝散方**　治冷劳。又主鬼疰一门相染。

獭肝一具，炙干

上一味，末之，服方寸匕，日三服。

獭为阴邪之兽，而肝独应月增减，是得太阴之正气，其性独温，故宜于冷劳。又主鬼疰一门相染者，以阴入阴，以邪遂③邪，同气相求之义也。

肺痿肺痈咳嗽上气病脉证治第七

问曰：热在上焦者，因咳为肺痿，肺痿之病，从何得之？师曰：或从汗出，或从呕吐，或从消渴，小便利数，或从便难，又被快药下利，重亡津液，故得之。曰：寸口脉数，其人咳，口中反有浊唾涎沫者何？师曰：为肺痿之病。若口中辟辟燥，咳即胸中隐隐痛，脉反滑数，此为肺痈，咳唾脓血。脉数虚者为肺痿，数实者为肺痈。

此原肺痿之所由成，由于上焦燥热，故以重亡津液为大戒。盖肺为娇脏，最畏火燔，津液一伤，便致咳嗽，非必遂成痿也。惟因误治

① 叁两：即"叁天两地"，指为人之德可与天地相比，此处喻人参作用于阴阳之间。《周易·说卦》："参天两地而倚数。"

② 位育之功：即"中和位育"，指处中和之位而有功。《礼记·中庸》："致中和，天地位焉，万物育焉。"

③ 遂：《说文·辵部》："遂，亡也。"据文义疑为"逐"。

而更伤之，则阴液愈耗，燥热益聚，所谓肺热叶焦而成痿也。如误汗则夺荣血，君火燔灼矣。误吐则伤胃汁，津液不上输矣。既消渴而复利小便，阴火愈炽矣。因肠枯而强利求快，脾阴从下脱矣。凡此皆重亡津液，为误治之所致也。按其脉寸口必数，以肺位最高也。火上炎则必咳，咳而必有浊吐涎沫者，以热迫津液上涌，清肃之令不行故也。此肺痿之病，成之以渐，为无形之气病，与肺痈之热伤血脉，邪结有形者自殊。故口中辟辟燥，不必先因吐浊也，咳即胸中隐痛，而痿则无痛也，久而唾脓血，而非涎沫也。按其脉必滑而数，滑为邪实，数为阳盛，实热壅滞，故为痈也。若肺痿虽同出于热，而属气虚一边，故脉数而虚也。然下条论肺痈，亦有微数之脉，要其始萌时，脉亦微数，迨欲成脓，则滑数矣。

问曰：病咳逆，脉之，何以知此为肺痈？当有脓血，吐之则死，其脉何类？师曰：寸口脉微而数，微则为风，数则为热；微则汗出，数则恶寒。风中于卫，呼气不入；热过于营，吸而不出；风伤皮毛，热伤血脉；风舍于肺，其人则咳，口干喘满，咽燥不渴，多唾浊沫，时时振寒。热之所过，血为之凝滞，畜结痈脓，吐如米粥。始萌可救，脓成则死。

上条言脉滑数，胸痛吐脓，谓之肺痈。然在初病之时，要未尝即见此脉证也，其始不过为风热所壅而已。风热上壅，致碍呼吸之道路，气滞血凝，结于高脏。当其始萌之时，尚可用开泄方法，迨至脓成，溃败决裂，势不可为矣。可见肺痿由于内伤，因循积渐，治法妙在缓图，缓图则无伤正之虞。肺痈因于外邪疾风暴雨，治法利于速攻，速攻斯无噬脐①之患也。

上气，面浮肿，肩息，其脉浮大，不治，又加利尤甚。上气，喘而躁者，属肺胀，欲作风水，发汗则愈。

此二条是就上气中以别虚实，非指定肺痈也。谓元虚气脱，与邪实气壅，皆必上气喘逆，正当细参其脉证以辨之。如上气而面浮肿肩息，气升不降矣。脉见浮大，是其浮则为虚，大则为芤，元气毫无藏聚，已难图治。若又加下利，则阳从上脱，阴从下脱，不死何俟乎。若上气但喘而躁，而无浮大脉象，则喘为风闭而喘，躁因水逆而烦，饮邪挟风而为风水，但使风从表散，而水自安澜，喘躁自已矣。

肺痿吐涎沫而不咳者，其人不渴，必遗尿，小便数。所以然者，以上虚不能制下故也。此为肺中冷，必眩、多涎唾，甘草干姜汤以温之。若服汤已渴者，属消渴。

犹是肺痿也，而又有寒热之分。前云上焦有热，因咳为肺疾，是燥热烁金，肺液干涸而痿，故用润燥滋干方法，以俟津回液转，而肺气渐次充实。此条是中气虚寒，清阳不振而痿，犹之天寒地冻，草木为之枯槁，不得不用甘温扶土以生金一法。是甘草、干姜二品，即治痿之神圣也。若温之而渴，则上焦之寒虽去，而遗尿小便数，下焦之结热依然，竟属消渴证矣，又安得不于下焦是图乎。

甘草干姜汤方

甘草四两，炙　干姜二两，炮

上㕮咀，以水三升，煮取一升五合，去滓，分温再服。

咳而上气，喉中水鸡声，射干麻黄汤主之。

---

① 噬脐：用嘴咬肚脐，用来比喻不能触及、力所不及之意。《左传·庄公六年》："若不早图，后君噬脐，其及图之乎？"

风邪挟痰上阻肺窍，会厌不得宣通，故喉中介介作水鸡声。散邪开结，无逾此方矣。按麻黄、生姜横开肺邪于表，射干、紫菀、半夏直开肺邪于下，咳而上气可立解矣。但肺脏最娇，久受邪困，用药毋容或苟①，款花以保之，五味以敛之，大枣以补之，祛邪养正，美善兼至。

射干麻黄汤方

射干十三枚（一法三两）　麻黄四两　生姜四两　细辛三两　紫菀三两　款冬花三两　五味半升　大枣七枚　半夏半升，洗

九味，以水一斗二升，先煮麻黄两沸，去上沫，内诸药，煮取三升，分温三服。

咳逆上气，时时吐浊，但坐不得眠，皂荚丸主之。

吐浊属阳明胃病，何以亦主咳逆上气？以肺被浊阻，清肃之令不行故也。至于但坐不得眠，其为咳逆特甚矣。浊邪不去，清气必不能行，上气亦何由止？惟以皂荚之最滑利者，直走肠胃，泄闭开浊，使逆上之邪，一旦豁然，不亦快乎！然气味太峻，恐伤胃汁，爰用丸以缓之，且合枣膏以保之，方为有制之师也。

皂荚丸方

皂荚八两，刮去皮，用酥炙

一味，末之，蜜丸梧子大，以枣膏和汤，服三丸，日三、夜一服。

咳而脉浮者，厚朴麻黄汤主之。咳而脉沉者，泽漆汤

---

① 毋容或苟：不容一点马虎。

主之。

　　咳均属肺病，而亦有表里之别。表主于风，里主于饮，而脉之浮
沉应之。浮用厚朴、麻黄，沉用泽漆、紫菀，治法较然①矣。

厚朴麻黄汤方

　　厚朴五两　麻黄四两　石膏如鸡子大　杏仁半升　半夏半
升　干姜二两　细辛二两　小麦一升　五味半升

　　九味，以水一斗二升，先煮小麦熟，去滓，内诸药，
煮取三升，温服一升，日三服。

泽漆汤方

　　半夏半升　紫参五两，一作紫菀　泽漆三斤

　　以东流水五斗，煮取一斗五升

　　生姜五两　白前五两　甘草三两　黄芩三两　人参三两
桂枝三两

　　九味，呹咀，内泽漆汁中，煮取五升，温服五合，至
夜尽。

　　火逆上气，咽喉不利，止逆下气者，麦门冬汤主之。

　　火逆，非上焦有热也。因正虚液涸，燥火挟痰上逆，以致咽喉不
利，则逆甚矣。补虚润燥，下气生津，无出此方右矣。

麦门冬汤方

　　麦门冬七升　半夏一升　人参二两　甘草二两　粳米三合
大枣十二枚

---

　　①　较然：明显貌。

六味，以水一斗二升，煮取六升，温服一升，日三、夜一服。

肺痈喘不得卧，葶苈大枣泻肺汤主之。

前条因吐浊而不得眠，故知其邪壅中焦。此条因喘而不得卧，则邪全结在肺矣。实则宜泻，葶苈专入肺而泻结痰，故主之。重用枣汤者，亦犹皂荚丸之法也。

葶苈大枣泻肺汤方

葶苈熬令黄色，捣丸如弹子大　大枣十二枚

先以水三升，煮取二升，去滓，内葶苈，煮取一升，顿服。

咳而胸满，振寒，脉数，咽干不渴，时出浊唾腥臭，久久吐脓如米粥者，为肺痈，枯梗汤主之。

邪结上焦，故胸满。火伏于里，故外振寒也。脉数咽干，邪火燔灼何等。但干而不渴者，以有浊唾时出故也。此痈脓已成，吐如米粥，若不急为排散，则肺叶溃尽，将成不救矣。惟以桔梗开结排脓，甘草清热解毒，极轻极清，为开上焦血痹之要药。

桔梗汤方

枯梗一两　甘草二两

二味，以水三升，煮取一升，分温再服，则吐脓血也。

咳而上气，此为肺胀，其人喘，目如脱状，脉浮大者，越婢加半夏汤主之。

风热相搏，壅于肺家血分，则为痈。阻于肺家气分，则为胀。胀而至于咳喘，目如脱状，则其气能上而不能下，可出而不可入，势孔迫①矣。故用越婢加半夏，外内疏泄，即轻可去实之法也。脉浮而大，正合邪壅气分之象。

越婢加半夏汤方

麻黄六两　石膏半斤　生姜三两　大枣十五枚　甘草二两半夏半升

六味，以水六升，先煮麻黄，去上沫，内诸药，煮取三升，分温三服。

肺胀，咳而上气，烦躁而喘，脉浮者，心下有水，小青龙加石膏汤主之。

犹是肺胀，咳而上气也。前条目如脱状，明是风热上壅，肺气作胀。今咳喘而至烦躁，烦为阳烦，躁为阴躁，风从阳，水从阴，风与水搏之病象也。脉但浮者，可知风邪上淫于肺，而水邪则在心下，心下已属里分，不可但从表解，故用小青龙以两解之，令风从表散，水从里行。加石膏者，烦喘必挟火邪，先藉清寒以降之也。

小青龙加石膏汤方

麻黄三两　芍药三两　桂枝三两　细辛三两　干姜三两甘草三两　五味半升　半夏半升　石膏二两

九味，以水一斗，先煮麻黄，去上沫，内诸药，煮取三升。强人服一升，羸者减之，日三服，小儿服四合。

附方

《外台》炙甘草汤方　治肺痿涎唾多，心中温温液液

---

①　孔迫：很是急迫。清·陆世仪《复社纪略》："时贼势孔迫"。

者方见虚劳中。

中虚液涸，燥火挟饮，冲激上行，故心中有一种嘈杂不安景象。补虚润燥，无逾此方。

《千金》**生姜甘草汤方**　治肺痿咳唾涎沫不止，咽燥而渴。

生姜五两　人参三两　甘草四两　大枣十五枚

四味，以水七升，煮取三升，分温三服。

《千金》**桂枝去芍药加皂荚汤方**　治肺痿吐涎沫。

桂枝三两　生姜三两　甘草二两　大枣十枚　皂荚一枚，去皮子，炙焦

五味，以水七升，微火煮取三升，分温三服。

此必见壅闭喘咳之象，故加皂荚于温中药内，以助开导之势。

《外台》**桔梗白散方**　治咳而胸满，振寒脉数，咽干不渴，时出浊唾腥臭，久久吐脓如米粥者，为肺痈。

桔梗三分　贝母三分　巴豆一分，去皮，熬研如脂

三味，为散，强人饮服半钱匕，羸者减之。病在膈上者，吐脓；在膈下者，泻出。若下多不止，饮冷水一杯则定。

此即前桔梗汤证也，病势危急，恐甘、梗二物不胜其任，因去甘草之甘缓，而用巴豆之极峻利者，以扶危定倾于旦夕。贝母可以助桔梗之开，亦可以驯巴豆之烈，命曰三物，以别甘梗汤之二物耳。

《千金》**苇茎汤方**　治咳有微热，烦满，胸中甲错，是为肺痈。

苇茎二升　薏苡仁半升　桃仁五十粒　瓜瓣半升

以水一斗，先煮苇茎，得五升，去滓，内诸药，煮取二升，服一升，再服，当吐如脓。

苇茎清上焦之蕴热，薏苡利上焦之湿热，桃仁行血滞而排脓，瓜瓣开结气以祛浊。肺痈本营卫胶结之邪，故至胸中甲错。甲错者，热迫营血为脓，胸中有如迸裂之象也。因主清热濡血之品以解之。但邪有清浊高下，合四味之清，正可以破浊；二仁之润，以引而竭之；瓜瓣之苦，以因而越之也。则瓜瓣当即瓜蒂，或谓是王瓜子，或谓为东瓜子。诸子皆降，何以再服当吐耶？今人用此方通治热客上焦，咳嗽身热等证，则但加用东瓜子亦得。

奔豚气病脉证治第八

问曰：病有奔豚，有吐脓，有惊悸，有火邪，此四部病，皆从惊发得之。

经曰：东方青色，入通于肝，其病发惊骇①。又曰：阳明病，恶人与火，闻木音则惕然而惊②。可见四部病，现证虽殊，皆从肝胃所发，故曰从惊发也，如奔豚一证，无非厥阴肝气煽动肾邪，冲胃犯上，故立奔豚专方，以舒肝和胃为治。若吐脓、惊悸、火邪，仲景各有治法，正可参悟。于吐脓，则曰呕吐脓血，不可治呕，脓尽自愈。以阳明多气多血，而厥阴为藏血之海故也。于心悸，用半夏麻黄丸，以发越阳明之郁邪也。于火邪，用桂枝去芍加龙牡汤，益中虚，镇肝逆也。可知别其病，则分四部，而究其致病之根，则同是惊发得之。但此章单论奔豚，故后只言奔豚证治耳。后人不晓体会，于"惊发"

---

① "东方"句：出自《素问·金匮真言论》。
② "阳明病"句：出自《素问·阳明脉解》。

二字便无着落，或指为心，或指为肾，或指为肝，纷纷附会，先圣之微言，不啻①长晦矣。

师曰：奔豚病从少腹起，上冲咽喉，发作欲死，复还止，皆从惊恐得之。

豚为水畜，逆冲而上，有若奔然，故曰奔豚。其起少腹，以邪本厥阴也。上冲咽喉，汲引肾邪也。发作欲死，复还止，以厥阴为病，必发厥，正气少复，厥气还止也。总之病发于肝而鼓动少阴阴邪，攻冲为患，连肾亦不复有宁止矣，故曰从惊恐得之也。

奔豚气上冲胸，腹痛，往来寒热，奔豚汤主之。

前条言气冲咽喉，以激发肾邪使然。此条言冲胸，并腹痛及往来寒热，见奔豚气正不必借资肾邪，而自能攻冲脾胃，且②邪迫少阳而为往来寒热，其惊发为祸烈矣。故特用专经之药，以舒肝和中为治，使肝气畅，则奔豚不治而自止也。

奔豚汤方

甘草二两　芍药二两　当归二两　半夏四两　黄芩二两
生葛五两　川芎五两　生姜四两　甘李根白皮一升

九味，以水二斗，煮取五升，温服一升，日三、夜一服。

发汗后，烧针令其汗，针处被寒，核起而赤者，必发奔豚，气从少腹上至心，灸其核上各一壮，与桂枝加桂汤主之。

---

① 不啻（chì 斥）：不异于。
② 且：原作"止"，据竟森约之养真校语改。

此言奔豚因火邪惊悸而发，以见病气之原相合也。如太阳病本当解肌，而误发汗，又复烧针令汗，重重伤表，卫阳不固，营液消亡，于是寒邪突入，直逼营分，以盛其奔豚之气，所谓太阳伤寒，加温针必惊也。故以桂枝汤加桂，而大护其卫气，而兼和其营阴，令两相绾合之邪从此解散，则下焦之阴邪不致上侮矣。赤核另用灸法，以从外治，谓寒邪骤乘，本当温散，但由误汗所致，不得更动其表，第令桂枝从里扶正，灸法从外散邪。邪因火攻或入，即借火攻导出，妙法不可思议。

桂枝加桂汤方

桂枝五两　芍药三两　甘草二两，炙　生姜三两　大枣十二枚

上五味，以水七升，微火煮取三升，去滓，温服一升。

发汗后，脐下悸者，欲作奔豚，茯苓桂枝甘草大枣汤主之。

此从"惊发"二字推广言之，谓误汗则上焦之阳气先虚，而下焦之阴气必致欺凌，脐下为阴邪所居之地，发动则先悸。若不早图，便有冲胸及咽之势，故知欲作奔豚也。药用茯苓桂枝行上焦之清阳，以击散阴邪于欲成未成之先，而以甘草大枣固守中土，以堵截其上侵之路，如是则阴化，而奔豚之气绝迹矣。用甘澜水者，取其轻扬上浮，不使急于就下，而助阴也。

茯苓桂枝甘草大枣汤方

茯苓半斤　甘草二两　大枣十五枚　桂枝四两

以甘澜水一斗，先煮茯苓，减二升，内诸药，煮取三升，去滓，温服一升，日三服。作甘澜水法，取水三斗，置大盆内，以杓扬之，水上有珠子五六千颗相逐，取用之。

胸痹心痛短气病脉证治第九

师曰：夫脉当取太过不及，阳微阴弦，即胸痹而痛，所以然者，责其极虚也。今阳虚知在上焦，所以胸痹心痛，以其阴弦故也。平人无寒热，短气不足以息者，实也。

阳微，阳气不及也；阴弦，阴气太过也。惟阳微故致阴弦。关前为阳，主胸部，阳脉宜大，而微则阳虚甚矣。阳虚，则阴益无所忌，必上干清道，蒙蔽微阳，妨碍呼吸，心为之痛，气为之短，胸中遂成晦蒙否塞之区矣。可见胸之所以痹，纯在阳脉微上，切不可以其阴脉之弦，误认为实，而执通则不痛之说也。若平人初无阳微阴弦之脉，又非有寒热表邪，而短气至于不足以息，此非痰实气壅而何？又不可以其短气误认胸痹，而执阳虚法治之也。合出二条，以示人辨虚实之法。

胸痹之病，喘息咳唾，胸背痛，短气，寸口脉沉而迟，关上小紧数，瓜蒌薤白白酒汤主之。

寸口沉迟，正阳脉微之互词也。关上小紧数，正阴脉弦之互词也。沉迟小紧，俱是阴脉，而数脉为阳，尚见于关部，可见上焦之微阳，已为阴邪锢蔽①，不能四布于下焦，而止稽留于胸隔之间，前冲后突，不得展舒，于是胸背两面相引作痛。斯时攻之不可，补之无益，惟有开痹着之气，以助微阳升降之权为当耳。瓜蒌苦润下降，薤白辛温上升，白酒气升质降，开痹行阳，庶几清阳得令，而浊阴不敢犯境矣。

瓜蒌薤白白酒汤方

瓜蒌实一枚，捣　薤白半斤　白酒七升

三味，同煮，取二升，分温再服。

胸痹不得卧，心痛彻背者，瓜蒌薤白半夏汤主之。

既胸痹痛矣，而至不得卧，是必兼见痰喘气逆之象。故于开痹法中，特加半夏之辛，以降逆疏痰。

瓜蒌薤白半夏汤方

瓜蒌实一枚，捣　薤白三两　半夏半斤　白酒一斗

四味，同煎，煮取四升，温服一升，日三服。

胸痹心中痞，留气结在胸，胸满，胁下逆抢心，枳实薤白桂枝汤主之，人参汤亦主之。

痞满兼见，而仍主以胸痹，以胸中虚阳留结，隐隐作痛。证虽痞满，不与痞、与结胸同例，正是上焦阳微之征也。上焦阳微，则客气动膈。今下焦阴邪从胁下逆抢于心，中焦绝无拦阻，由是痞结愈滋，满痛弥已，不先泻邪，何由扶正？此枳实薤白桂枝汤苦辛泄降之法为先务也。然正气不立，邪何由服，此人参汤甘温养正之法，亦至要一也。但病机有缓急，致治有先后，故二方并立。按厥阴经气，挟胃贯

---

①　锢蔽：禁锢蔽塞。

膈，布胁肋，中气一虚，则肝木遂从胁间道上逆，冲胃犯膈，故为痞为满为痛。枳实薤白方泄肝以和中也，人参汤方补中土以御邪也。

枳实薤白桂枝汤方

枳实四枚　薤白半斤　桂枝一两　厚朴四两　瓜蒌一枚，捣

五味，以水五升，先煮枳实、厚朴，取二升，去滓，内诸药，煮数沸，分温三服。

人参汤方

人参　甘草　干姜　白术各三两

四味，以水八升，煮取三升，温服一升，日三服。

胸痹，胸中气塞，短气，茯苓杏仁甘草汤主之，橘枳生姜①汤亦主之。

同是胸痹气塞短气，何又分主两法处治？盖上焦阳痹，清气不行，浊饮上逆，必至气塞短气。然上焦受气于中焦者也，设胃脘痰邪胶结，蒙闭上焦，则胸中亦必至气塞短气，是病机微有虚实上下之分，治法不可无轻重缓急之异。果其上焦不开也，则宜用茯苓、杏仁轻清之品，以宣泄之；果其中焦痰滞也，则宜用橘、枳、生姜苦辛之味，以降泄之。此不可无分疆②致治也，但一病之中，治亦有先后，先轻而后重，先上焦而后及中下，二方命意，其亦有秩然之次第欤。

茯苓杏仁甘草汤方

茯苓三两　杏仁五十粒　甘草一两

---

① 姜：《方论》无此字。
② 分疆：区分疆界。此处引喻区分治疗。

三味，以水一斗，煮取五升，温服一升，日三服，不差更服。

橘枳生姜汤方

橘皮一斤　枳实三两　生姜半斤

三味，以水五升，煮取二升，分温再服。

胸痹缓急者，薏苡附子散主之。

按缓急是病气之为缓为急。盖湿性濡滞，其气缓；寒性劲切，其气急也。时缓时急，循环无端，缓则百体懈弛，急则四肢拘急，其胸中痹痛之象有如此者，此元阳亏而为寒湿所痹故也。药用薏苡去湿，附子散寒，阴邪退听①，阳运不失其常度矣。

薏苡附子散方

薏苡十五两　大附子十枚，炮

二味，杵为散，方寸匕，日三服。

心中痞，诸逆心悬痛，桂枝生姜枳实汤主之。

心中痞是胸痹中之类证也，而至诸逆，则不必在胁下，总之上焦之阳气，全体皆痹，而下焦之阴邪触处可逆也，至使心痛如悬。是心因痞结而致痛，心畏诸逆而先自悬悬矣。悬痛者阳痹，则心君无所依赖，常自孤悬，隐隐作痛也。药用桂枝入营，以运胸阳；生姜走卫，以开邪结。然厥逆之气，非苦不降，枳实之苦，所以降诸逆也。

桂枝生姜枳实汤②方

桂枝三两　生姜二两　枳实五两③

---

① 退听：退让顺从。
② 桂枝生姜枳实汤：《方论》作"桂姜枳实汤"。
③ 两：《方论》作"枚"。

三味，以水六升，煮取三升，分温三服。

心痛彻背，背痛彻心，乌头赤石脂丸主之。

心痛即彻于背，背痛即彻于心，中间绝无正气存贮，止任阴邪往来冲激，虚寒何等。爱用赤石脂，性涩味甘，禀坚凝之土德，镇守中央，以堵截阴邪往来之道路。而以乌、附、姜、椒，群队辛热之品，以扶阳祛阴，允①为阴寒痹痛之主方。

附方

九痛丸　治九种心疼。

附子三两，炮　生狼牙一两　巴豆一两，去皮，熬研如膏
吴茱萸一两　干姜一两　人参一两

上六味，末之，炼蜜丸如梧子大，酒下，强人初服三丸，日三服，弱者二丸。兼治卒中恶，腹胀痛，口不能言；又治连年积冷，流注心胸痛，并冷冲上气，落马坠车血疾等皆主之。忌口如常法。

腹满寒疝宿食病脉证治第十

跌阳脉微弦，法当腹满，不满者必便难，两胠疼痛，此虚寒从下上也。当以温药服之。

病者腹满，按之不痛为虚，痛者为实，可下之；舌黄未下者，下之黄自去。

腹满时减，复如故，此为寒，当与温药。

---

① 允：确实。

病者痿黄，燥①而不渴，胸中寒实而利不止者，死。

寸口脉弦者，即胁下拘急而痛，其人啬啬恶寒也。

夫中寒家，喜欠，其人清涕出，发热色和者，善嚏。

中寒，其人下利，以里虚也，欲嚏不能，此人肚中寒。一云痛。

夫瘦人绕脐痛，必有风冷，谷气不行，而反下之，其气必冲，不冲者，心下则痞。

此八条总揭腹满寒疝之脉，以趺阳寸口分主之也。盖腹满为脾胃病，故诊于趺阳。寒疝为营卫病，故诊于寸口。以其病皆本于阴寒，故脉俱弦，以弦为阴脉也。但腹满间有实热证，仲景教人用按法，用看舌法，且验其津液有无法。总之虚寒当温，实热当下，至温下两难施者，主死。毫厘千里之辨，不外趺阳脉弦中领会者也。至于寒疝，则但有寒邪，而无实热证，故寸口脉必弦。寸口为脏腑阴阳之会，营卫之所主，寒邪中人，必先犯卫，卫为阳，阳伤故拘急恶寒也。夫肺主卫，肺受邪，故发热清涕、喜欠而善嚏也，此皆寒邪之走表分者也。若因里虚而中阴寒，则必有下利腹痛，欲嚏不能之象。如腹痛而绕脐，此风冷客于太阴，脾伤不磨，故谷气不行。乃医者冒昧而反下之，于是邪传少阴，则动下焦之气冲，邪结高位而成心下痞，变患蜂起矣。孰谓太阴有可下之例耶？仲景总揭阴寒之脉象，概之曰脉弦，以弦则为减，正气减则邪气胜也。阴寒之证象，概之曰里虚，脏阴在里，肾为先天之本，脾为后天之本，二脏一虚，则阴寒得以乘之也。总揭治法，则曰温药。虽有实痛可下一条，要亦不离温下方法。后人一遇满痛等证，不论脉证，漫云

---

① 燥：《方论》作"躁"。

痛无补法，妄肆攻下，其不致夭枉①者几希矣。

病腹满，发热十日，脉浮而数，饮食如故，厚朴七物汤主之。

此邪实腹满也，故脉不弦而浮数，但脉浮发热，邪尚在表，而病腹满，且至十日不解，则表邪已缓，而里证为急。但视其饮食如故，知其胃气尚强，可任攻伐，正不得拘于温法也。爰以小承气攻其里，桂、甘、姜、枣和其表，斯为外内两解之主方。

厚朴七物汤方

厚朴半斤　甘草三两　大黄三两　大枣十枚　生姜五两
枳实五枚　桂枝二两

七味，以水一斗，煮取四升，温服八合，日三服。呕者加半夏五合，下利去大黄，寒多加生姜至半斤。

腹中寒气，雷鸣切痛，胸胁逆满，呕吐，附子粳米汤主之。

此正里虚，风冷内乘而为寒疝也。阳气闭塞，阴寒横逆，渎扰肠腑而为鸣痛，逆冲胸胁而为满、为呕吐。虚寒从下而上，满在胸胁，痛在腹中，正是邪高痛下之征。爰用附子温通三焦，以散阴寒，半夏降逆以止呕吐，粳米、甘、枣以扶持胃气，犹大建中之意也。然寒气充塞，治贵温通，无取人参、胶饴之守，且脾为稼穑之区，胃为仓廪之府，腹痛呕逆，脾胃伤极，用粳米所以承土德，培元气也。

附子粳米汤方

附子一枚，炮　半夏半升　甘草一两　大枣十枚　粳米半升

---

① 夭枉：短命早死。

五味，以水八升，煮米熟汤成，去滓，温服一升，日三服。

痛而闭者，厚朴三物汤主之。

痛而至于闭，三焦俱阻塞矣。上下不通，肠腑不司传导，痛何由治。因以三物开泄三焦，俾邪从下夺，闭自开也。

厚朴三物汤方

厚朴八两　大黄四两　枳实五枚

三味，以水一斗二升，先煮二味，取五升，内大黄，煮取三升，温服一升，以利为度。

按之心下满痛者，此为实也，当下之，宜大柴胡汤。

心下满痛，是邪结阳位也，当属结胸证例。但按之则痛，则知不按则不痛，虽系实邪，终非陷胸可治。惟用大柴胡以升清而降浊，则满痛自解，然此方为表里两解之法，要必兼挟半表里之证象者。

大柴胡汤方

柴胡半斤　黄芩三两　芍药三两　半夏半升　枳实四枚，炒大黄二两　大枣十二枚　生姜五两

八味，以水一斗二升，煮取六升，去滓再煎，温服一升，日三服。

腹满不减，减不足言，当须下之，宜大承气汤方见痓病中。

"减不足言"四字，极见痞满燥实坚兼至之象，极见即用小承气减之，不足言减也，不得不用芒硝之咸润，助将军以成功耳。

心胸中大寒痛，呕不能饮食，腹中寒，上冲皮起，出

见有头足，上下痛而不可触近，大建中汤主之。

心胸居上，腹居下，上下寒痹，中阳困极矣，以致痛呕不能饮食，胃家精气俱耗。法当先扶植胃气为主，佐以祛寒，此大建中之所由设也。人参、干姜甘温补正，助饴糖以固守中气，川椒辛热直走三焦，破阴而回阳，令心胸腹内之寒邪顷刻消散，共成建中之奇勋。按建中小大二方，小建中主荣卫立法，安内攘外之绩也；大建中以三焦主法，成天平地之功也。其所以不用附子粳米汤者，以前条腹鸣切痛，以致呕逆，是寒邪本于脏阴，而犯及阳明。故取附子温起元阳，而以粳米安和脾胃。若此条自心胸至胁腹，自痛呕以至手不可近，明由中虚挟寒，波及上下两焦。苟胃阳来复，而上下之气自通调也。

大建中汤方

蜀椒二合，炒去汗　干姜四两　人参一两

三味，以水四升，煮取二升，去滓，内胶饴一升，微火煎取一升半，分温再服。如一炊顷，可饮粥二升，后更服，当一日食糜粥，温覆之。

胁下偏痛，发热，其脉紧弦，此寒也，以温药下之，宜大黄附子汤。

偏痛在胁下，则邪有定所矣。有定所者为实邪，寒实于中，则格阳于外，故外见发热。而脉自紧弦，此由寒邪内搏之征也。寒固宜温，而实又当下，惟以温药下之，则邪服而病自除矣。

大黄附子汤方

大黄三两　附子三枚，炮　细辛二两

三味，以水五升，煮取二升，分温三服，服后如人行四五里，进一服。

寒气厥逆，赤丸主之。

此正阴寒从下而上，故至厥逆也。茯苓、半夏从上以降其逆；乌头散寒以治其厥；细辛通足少阴之真阳，引寒邪外散；朱砂护手足少阴之荣气，镇厥逆下趋。为剂小而服法谨严，以辛热走散之品，下虚之人，不可过任也。

赤丸方

茯苓四两　半夏四两　乌头二两　细辛一两

四味，末之，内真朱为色，炼蜜丸如麻子大，先食酒下三丸，日再、夜一服。不知，稍增之、以知为度。

腹满①，脉弦而紧，弦则卫气不行，即恶寒，紧则不欲食，邪正相搏，即为寒疝。寒疝绕脐痛，若发则白津出，手足厥冷，其脉沉紧者，大乌头煎主之。

此由腹满失治而致成寒疝也。盖病气深固，如山之坚牢不拔，故名曰疝。以里虚，故脉弦。复困于寒，故脉紧。弦而且紧是寒疝的脉。然脉之所以弦，所以紧，与弦紧之所以主何也？盖卫气出于下焦，行于脉外，寒邪困之，则脉外无气以动，而但显中藏之弦，是外恶寒，而实表里皆寒也。胃气出乎中焦，行气于上下，胃阳不振，则不欲食，是中气虚寒，而二焦亦无阳运也。于是表里上下之阴邪，久而不解，与正气搏结于太少二阴部分，绕脐作痛，寒疝成矣。发则白津出者，所谓上焦有寒，其口多涎也。手足厥冷者，痛则气结，且无阳主四肢也。按其脉沉而紧，邪已直入少阴，有欲弦不能之象。苟非极锐利之品，捣其巢穴，

①　满：《方论》作"痛"。

则邪何由散。此一味乌头煎，后人比之于霹雳也。

乌头煎方

乌头大者五枚，熬去皮，不必咀

以水三升，煮取一升，去滓，内蜜二升，煎令水气尽，取二升，强人服七合，弱者五合。不差，明日更服，不可一日再服。

寒疝，腹中痛及胁痛里急者，当归生姜羊肉汤主之。

腹痛本寒疝主证，而至痛连及胁，是寒邪并侵及肝络矣。里急者，肝喜疏散，而寒气敛束，必有拘急不舒之象也。夫寒主温之，血主濡之，用药必须兼顾，惟以当归之温润，直入厥阴者为君，合生姜以辛散血分之寒，合羊肉以温起中阳之虚。不用乌附者，以肝为刚脏，治贵柔克①也。

当归生姜羊肉汤方

当归三两　生姜五两　羊肉一斤

三味，以水八升，煮取三升，温服七合，日三服。若寒多者，加生姜成一斤；痛多而呕者，加橘皮二两，白术一两。加生姜者，亦加水五升，煮取三升二合，服之。

寒疝，腹中痛，逆冷，手足不仁，若身疼痛，灸刺诸药不能治，抵当乌头桂枝汤主之。

腹痛至于逆冷，俱寒疝所有之证。独至手足不仁，一身疼痛，是

---

① 柔克：谓和柔而能成事。《尚书·洪范》："三德：一曰正直，二曰刚克，三曰柔克。"孔传："和柔能治。"

不独里气虚寒，而寒邪兼挟风邪，荣卫交痹，初无一定病所，故灸刺诸药皆不能治也。且证本寒疝，由腹痛而兼见身痛，是寒为本而风为标，本多而标少，则治法亦分轻重。惟用乌头为主，以攻里寒，桂枝汤为佐以和荣卫，斯为中病也。

乌头桂枝汤方

乌头一味，以水二升煎，减半去滓，以桂枝汤五合，和更煎之，令得一升后，初服二合，不知，即服三合，又不知，加至五合。其知者，如醉状，得吐者，为中病。

桂枝汤方

桂枝三两　芍药三两　甘草二两　生姜三两　大枣十二枚

五味，剉，以水七升，微火煮取三升，去滓。

其脉数而紧，乃弦，状如弓弦，按之不移。脉数弦者，当下其寒；脉紧大而迟者，必心下坚；脉大而迟者，阳中有阴，可下之。

此历叙寒疝之脉之变，欲人扼其要而施治法也。盖弦紧为寒痛之脉，然有脏邪阴寒而腑邪实热，两相胶结，于是其脉有数而弦者，或大而紧者，俱属阳中有阴，当在下例。但数脉为热，数而弦，明是寒邪郁变为热，故当下其寒，以拔去病根。大脉属虚，大而紧，当是阴盛于内，格阳于外，故曰阳中有阴，可用温法，以下其寒。若脉紧大而迟，是里气虚寒极矣。心下必坚，是阴邪上据也。如是将温之不暇矣，又安可妄议下法耶？

附方

《外台》走马汤方　治中恶心痛腹胀，大便不通。

巴豆二枚，去皮心，熬　杏仁二枚

二味，以绵缠，捶令碎，热汤二合，捻取白汁，饮之当下，老少量之。通治飞尸鬼击痛。

问曰：病人有宿食，何以别之？师曰：寸口脉浮而大，按之反涩，尺中亦微而涩，故知有宿食，大承气汤主之。脉数而滑者实也，此有宿食，下之愈，宜大承气汤。下利不欲食者，此有宿食也，当下之，宜大承气汤。

寸口主阳，浮候亦阳，寸口浮大，阳邪盛于阳位也。尺中主阴，沉候亦阴，今微而涩，明是中焦有物停滞，正气不运，下焦无所禀受，故见此脉耳。惟下之，使有形之宿食化，而无形之气机得运，则阴阳和，而脉自调矣。滑为实脉，滑而数则实壅异常，故急下以去其壅，若下利则肠胃适空，理宜得食。今不欲食，是米烂陈仓①者正多也，故亦主下之。然此为暴利，脉见滑数者言。若久利，脉见微迟，又在急温之例矣。

宿食在上脘，当吐之，宜瓜蒂散。

食已宿矣，何以犹在上脘，是必痰与气搏，载食不得下耳，唯用此涌吐方法，使痰与食俱出，所谓高者，因而越之也。

瓜蒂散方

瓜蒂一分，熬　赤小豆一分，熬

二味，杵为散，以香豉七合煮取汁，和散一钱七，温服之。不吐者，少加之，以快吐为度。

脉紧如转索无常者，宿食也。其脉紧，头痛风寒，腹

---

① 米烂陈仓：喻宿食停滞胃肠。

中有宿食不化也。

脉紧为寒，但如转索无常，则紧而滑矣。滑则为实，非有宿食不化而何？若头痛风寒，则表邪上盛，脉必见浮。今不浮而紧，且亦必兼转索无常之滑象，是虽挟外感，而亦必责之宿食也。仲景并列于此，概不云可下，且并不出方，总之着重在"其脉紧"三字上。盖紧属里寒，一见紧脉，虽有内伤实邪，不可妄下，以动里气。一见紧脉，虽有外感实邪，亦不可轻汗，以伤表气。故一则曰脉紧，再则曰其脉紧，兢兢①戒谨，欲人深思而自得之也。

五脏风寒积聚病脉证治第十一

肺中风者，口燥而喘，身运而重，冒而肿胀；肺中寒，吐浊涕。

肺死脏，浮之虚，按之弱如葱叶，下无根者死。

此言肺中风寒之本象也。肺为主气之脏，开窍于皮毛，风寒客感，每先犯之。其中于风也，风为阳邪，其扰攘②在肺家表分，风邪上阻，则肺气不能下行，而所合之大肠，亦不能上奉津液，上下失交，呼吸不利，故口燥而喘也。身运而重者，周身之气化，肺管所司也，气不下行，则必上冒，气失宣通，则必郁冒而肿胀，皆风壅气分之所致也。若肺中寒，寒为阴邪，其痼蔽在肺家里分，里气不清，则津液不主四布，变为浊痰吐出。鼻流涕者，以肺开窍于鼻，气壅则水逆行也。肺脉本毛，轻取即得，如浮之而虚，气不外达也。按之弱如葱叶，中无阳运也，重取之而无根，元气衰脱也，此但毛无胃之绝脉也。

---

① 兢兢：小心、恐惧的样子。
② 扰攘（rǎng nǎng）：扰乱、骚乱。

肝中风者，头目瞤，两胁痛，行常伛，令人嗜甘。肝中寒者，两臂不举，舌本燥，喜太息，胸中痛，不得转侧，食则吐而汗出也。

肝死脏，浮之弱，按之如索不来，或曲如蛇行者死。

此言肝中风寒之本象也。肝之脉挟胃贯膈、布胁肋、循喉之后，上入于颃颡，连目系，上出于督脉，会于巅。风寒邪客，俱与本经气脉相感之处，着而为病。故头目瞤者，风淫于上也。胁痛，行常伛者，气为风搏，木受曲屈也。经曰：肝苦急，急食甘以缓之①。急则求缓，故嗜甘也。夫肝主筋，寒邪伤筋，四肢属阳，阳为寒所折，故两臂不举也。肾之脉连舌本，肝为肾之子，子病则母衰，肾阴不能上交，故舌本燥也。喜太息者，胆主太息，为肝之腑，妻病则夫亦郁也。胸痛不得转侧，与胁痛行伛互词，总是木为邪郁所致。夫肝木喜上扬，气主疏泄，食则吐逆而汗出者，以其脉挟胃循喉故也。肝之脉宜弦，如轻取之而弱，浮候不弦矣；按之如索不来，中候不弦矣；曲如蛇行，沉候不弦矣。经云：肝不弦，是无胃气②。故为死脏脉也。

肝着，其人常欲蹈其胸上，先未苦时，但欲饮热，旋覆花汤方见妇人杂病中主之。

此不因风寒外邪，而本气自淹流③作病也，故曰着。然于肝肾则称着，于太阴脾则称约，可见足三阴经气，贵乎流动鼓荡，而黏着约涩，俱属脏气自病。仲景特另揭证象以立治法，如肝本藏血，血附气

---

① "肝苦急"句：出自《素问·脏气法时论》。
② 肝不弦，是无胃气：出自《素问·平人气象论》。
③ 淹流：羁留。元·曹之谦《送李郭二子还乡》诗："丧乱身为客，淹流泪满衣。"

以行，气滞则血涩，胸上为肝络之所经，常欲蹈者，胶结之气得蹈少舒也。先未苦时，欲热饮者，气得热则暂开，血得热则暂行也。旋覆花汤温通肝络，使痹着之气自开，故主之。

心中风者，翕翕发热，不能起，心中饥，食即呕吐。心中寒者，其人苦病心如啖蒜状，剧者心痛彻背，背痛彻心，譬如虫注。其脉浮者，自吐乃愈。心伤者，其人劳倦，即头面赤而下重，心中痛而自烦，发热，当脐跳，其脉弦，此为心脏伤所致也。心死脏，浮之实，如麻①豆，按之益躁疾者死。

心本五脏之主，居于内营，风寒客感，不易犯之。其所中之邪，要为诸脏移祸而犯及包络者也。如心为肝之子，肝主风，风动则火炎，即心中于风焉。翕翕发热者，风火相搏也。不能起者，壮火食气也。风本消谷，故心中常饥。然邪热纵姿②，终不容谷，故食即吐出也。心为肾之配，心阳一虚，而肾家之阴邪，必上凌之，即心中于寒焉。阳为阴搏，其病苦难以名状如啖蒜者，心中热辣不堪之象也。甚则至于心背引痛，如虫蛀之绵绵不已，心阳之蒙闭何等。按其脉当必沉伏，若使脉浮，则痹气有欲开之机，故可用吐，以发越其寒邪也。心伤一段，与肝着、肾着同例，皆本气自病，不关风寒者也。心何以伤？由劳倦致伤也。盖劳必动火，君火上炎，则三焦之相火，俱从而附焰，故头面发赤，而下体反无阳运，故身滞重也。心痛烦热，营亏气结也。当脐属足少阴肾气之所主，心气劳伤，肾邪窃欲上凌，故跃跃跳动也。按其脉必弦，所谓弦则为减，正劳伤元气之脉象也。夫心

---

① 麻：《方论》作"丸"。
② 纵姿：放纵、恣意。

七六

之脉本如琅玕①，若浮取之而实如麻豆，按之益躁疾，则但有燎原之焦火，全无和畅之生阳，所谓心死脏脉也。

邪哭使魂魄不安者，血气少也。血气少者，属于心，心气虚者，其人则畏，合目欲眠，梦远行而精神离散，魂魄妄行。阴气衰者为颠，阳气衰者为狂。

肝藏魂，肺藏魄，魂魄本主肺肝两经，然心阳一虚，主宰失职，则肺气孤寒而魄不能守。心营有亏，夺母之气，则肝阴亦损，而魂不相附。是魂魄不安，责之气，气少邪乘虚入所致。心统气血，主藏神志，合目梦遗，魂魄妄行，精神欲离散矣。心为君主，统摄阴阳，阴邪乘阴则颠，阳邪乘阳则狂。颠与狂虽分阴阳，而其原不外乎心气虚所致，则安神补心，不可不图之于早矣。"邪哭"，"哭"字疑误。"阳气衰""阴气衰"，"衰"字当作"病"字解。

脾中风，翕翕发热，形如醉人，腹中烦重，皮目瞤瞤而短气。

脾死脏，浮之大坚，按之如覆杯，洁洁状如摇者死。

臣亿等校：五脏各有中风、中寒，今脾只载中风，肾中风、中寒俱不载，古文简乱极多，去古既远，无文可以补缀也。

太阴处三阳之里，层层护卫，寒邪不易中之，故独于脾无中寒证。其独中于风者，以脾主肌肉，与阳明相表里，饮食入胃，腠理常疏，风邪得以袭入，遂为脾中风也。风为阳邪，并从三阳道路而来，搏结于太阴地分，阴从阳合，故亦主翕翕发热也。但肌肉热蒸，精气不能上输，清阳不运，故颓然如醉也。腹中为脾之所主，风郁为烦，气滞则重也。皮目瞤动短气，风性上塞，而气上鼓也。脾之脉宜迟

---

① 琅玕（lánggān 狼甘）：似珠玉的美石。

缓，今浮之大坚，全失冲和之象矣。按之如覆杯。里气索然①矣。至状如摇，坚急靡定②，土崩瓦解之势已成，不死何俟乎。

趺阳脉浮而涩，浮则胃气强，涩则小便数，浮涩相搏，大便则坚，其脾为约，麻仁丸主之。

趺阳主脾胃，脉贵迟缓，今何以浮而涩？浮为阳盛有余，涩为阴耗不足，然阳气愈盛，则阴气益耗，故小便数。因胃气强而来也，大便坚，因小便数而致也，肠胃之津液，俱为燥火燔灼，中土不顿成槁壤③乎？其脾为病，以阳盛逼迫而穷约也。方用麻仁丸主之者，小承气专攻胃强，今足阳明之实邪，从手阳明而解。麻仁、杏仁能润肺燥，浚④手太阴之水源，以济足太阴之涸，然脾为胃强而约，两不相谐，加芍药以和调之也。

麻仁丸方

麻仁二升　杏仁一升，去皮尖，捣　大黄一斤　枳实一斤，炙　厚朴一尺，去皮　芍药半斤

六味，末之，炼蜜和丸桐子大，饮服十丸，日三服，渐加以知为度。

肾着之病，其人身体重，腰中冷，如坐水中，形如水状，反不渴，小便自利，饮食如故，病属下焦，身劳汗出，衣里冷湿，久久得之，腰以下冷痛，腹重如带五千钱，甘姜苓术汤主之。

---

① 索然：空乏貌。
② 靡定：不定。
③ 槁壤：干土。
④ 浚（jùn 竣）：疏浚，深挖。

肾本水脏，复感湿邪，水湿相得，浸淫不解，故病肾着。卫气出于下焦，湿邪痹之，卫阳不运，故身体重。腰为肾府，湿本水类，故腰冷如坐水中，形如水肿状也。口不渴，小便自利，是上焦之气化无伤，并饮食如故，则中焦之胃气有权，则病独在下焦明矣。然病虽属下，而揆①其致病之由，只因身劳汗出，伤其中气，衣里冷湿，困其卫气。因循②蕴伏，久久而着于肾，以湿性就下，肾位卑下而为壑③也。观其腰已下冷痛，腹重如带五千钱，其寒湿下坠之情形若此，然正非下虚水泛之象也。渗湿必先培土，祛寒莫若温中，甘、姜、苓、术以健运中阳，绝不干涉肾经，所谓治病必求其本也。

甘姜苓术汤方

甘草二两　白术二两　干姜四两　茯苓四两

四味，以水五升，煮取三升，分温三服，腰中即温。

肾死脏，浮之坚，按之乱如转丸，益下入尺者死。

肾脉本石，重按乃得，今浮取之而坚，不沉而外鼓矣。按之乱转丸，是躁动无常，全与沉静之体相反。至于益下入尺，脏气全无根底，而尽发露无余，故主死也。

问曰：三焦竭部，上焦竭善噫，何谓也？师曰：上焦受中焦，气未和，不能消谷，故能噫耳。下焦竭，则遗溺失便，其气不和，不能自禁制，不须治，久则愈。

此条乃百病之枢机，致治之权衡也。人身一小天地，上部法天，心肺之位；中部法人，脾胃之位；下部法地，肾肝之位。分主则归五

---

① 揆（kuí 魁）：思量，考虑。
② 因循：留恋，徘徊不去。
③ 壑：深沟。

脏，统列则属三焦。经曰："上焦如雾"，天之象也；"中焦如沤"，人之象也；"下焦如渎"，地之象也。然人事得失，天时地利，交相类应，故三焦必以中气为主也。竭者，所受之气竭，有不能为力之意。如噫气本发于中焦，何以列于上焦竭部？不知上焦受气于中焦，脾胃不和，不能消谷散精，上输之精气已竭。唯有胃家之浊气，壅而为噫耳，此噫气之所以入于上焦竭部也。下焦亦禀气于中焦，中气不和，不能自禁制，亦能使下焦气竭，为遗失便。是便溺虽属下焦，而实中焦气衰所致也，故曰"不须治，久则愈"，谓不须治下焦，但调理脾胃，久当自愈耳。明示后人以补中之旨矣。

徐忠可云：中焦既能致病于上下焦矣，而上下之病不齐发，或为噫，或为遗溺、失便，何也？岂非上焦果宗气强，则中焦不和之气，即不能侵上，而单及于下。下焦实，则中焦不和之气不能侵下，而单及于上乎。故曰上焦竭，上本先虚也下焦竭，下本先虚也，但非上下焦本病。故以中气不知，两申明之，以别于上下焦之自为病者①。

愚谓"不和"二字甚活，脾不消谷，则胃气塞滞，清气何由上奉？此上焦之所以竭也。脾胃虚寒，则中（批注：中，原"宗"字，朱灭，改作中，今从之）气下陷，肾肝何以资生，此下焦之所以竭也。中焦实甚不和，虚甚亦不和，其为病于上下，理自如此。

师曰：热在上焦者，因咳为肺痿；热在中焦者，则为坚；热在下焦者，则尿血，亦令淋闭不通。大肠有寒者，多鹜溏；有热者，便肠垢；小肠有寒者，其人下重便血，

---

① "徐忠可云"段：出自《金匮要略论注·五脏风寒积聚病脉证并治》。

有热者必痔。

上条言中焦致病于上下两焦，则以脾胃为主治，此条言三焦各自主病也。盖"焦"字从火，病热居多，热则烁阴，故在上为肺痿，金被火燔也。在中为坚，脾胃热结，为消渴，为便硬也。下焦为气血所注，热迫膀胱血分，则尿血；热迫膀胱气分，则淋闭也。至于大小二肠，虽属下焦部分，以大肠为肺之府，小肠为心之府，二肠之气化，实禀受上焦者也。盖大肠主传导，无论手足太阴之为寒为热，藉以输送。即小肠之所受盛者，其气一病，亦不能化物而出，遂移祸于大肠，故寒则鹜溏，无阳变化也，热则肠垢，挟热便脓也。至于小肠为火府，火为寒郁，不能上承心营，而营气偏坠于大肠，以致下重便血。是大肠之热利，责之小肠有寒也。痔本大肠之湿热，然大肠湿热，正由小肠为邪火所扰，气化不清所致，故肛门之痔，必责之小肠有热也。肠府之为病，其气之交感如此，治病者，可不求其本耶？

问曰：病有积，有聚，有穀气，何谓也？师曰：积者，脏病也，终不移；聚者，腑病也，发作有时，展转痛移，为可治；穀气者，胁下痛，按之则愈，复发为穀气。

上既分别五脏三焦所主诸病，而此专就中焦脾胃之病，另抽出言之，以见脏腑中脾胃为最重也。如积累而成谓之积，暂聚之气谓之聚，虽有脏腑阴阳之分，皆可治之证也。"为可治"三字，总指积聚言。若谷气，非积非聚，脏腑俱病。胁下痛者，敦阜①之气阻遏肝家之清气也。按之则愈者，中气虚衰，虚则喜于按摩也。然愈即复发，其病气深沉不能遽已也，此中虚多郁者，常有此证。不曰可治，而治法亦可想见矣。

---

① 敦阜：土之代称。《素问·五常政大论》："土曰敦阜。"

诸积大法，脉来细而附骨者，乃积也。寸口，积在胸中；微出寸口，积在喉中。关中①，积在脐傍；上关上，积在心下；微下关，积在少腹。尺中，积在气冲。脉出左，积在左；脉出右，积在右；脉两出，积在中央。各以其部处之。

凡阴寒凝结，由渐而成者，俱谓之积，故曰诸积。非有一例之证象也，但有一定沉细之脉象矣，故知其为积也。病气深沉，不可不分上中下三焦以处之，脉亦必从寸关尺三部以候之。如寸口主上焦，脉细而附骨，知其积在胸中，如胸痹之类是也。出寸口，上竟上也，主积在喉中，如痰气相搏，咽中如有炙脔等是也。关部主中焦，关有三候：关中主积在脐旁，如绕脐腹痛之类是也；关上积在心下，如胃寒脘痛之类是也；下关积在少腹，如少腹寒痛之类是也。尺候下焦，尺脉细沉，积在气冲，如阴寒疝证之类是也。但两肾分主两尺，脉之沉细见于左，则积在左；见于右，则积在右；两尺俱见，定主真火衰微，沉寒痼冷，积于肾之中央，如老人阳虚湿肿之类是也。积之所在不同，则处治当随证消息矣。按仲景五脏分列，而六腑于三焦部内发明之。但三焦实统阴阳，贯脏腑，上下受气于中焦，见后天以脾胃为主也，然三焦各自有主病，亦有不必俱因于脾胃者。若以脾胃论之，莫如积聚与谷气，显而可征，以见病属阳者易治，属阴者难疗，故后条特出诸积大法也。

① 关中：《方论》作"关上"。

卷　下

痰饮咳嗽病脉证治第十二

问曰：夫饮有四，何谓也？师曰：有痰饮，有悬饮，有溢饮，有支饮。

人身不过阴阳二气，阳少替①，阴即盛矣。饮即有形之阴邪也，人之中气常不足，故病饮者居多。但饮有浅深表里之不同，故分四项以纲维之。

问曰：四饮何以为异？师曰：其人素盛今瘦，水走肠间，沥沥有声，谓之痰饮；饮后水流在胁下，咳唾引痛，谓之悬饮；饮水流行，归于四肢，当汗出而不汗出，身体疼重，谓之溢饮；咳逆倚息，气短不得卧，其形如肿，谓之支饮。

此分释四饮之证象也。肥人素多聚湿，因湿生痰，因痰致饮，积渐而成，其病气最为深远。素盛今瘦者，肥人元气素虚，而更为饮邪困之，形气大伤，饮食不复为肌肉也。以致浊饮横逆，清气不运，水邪错综，走于肠间，沥沥作声。知其小便必少，大便必溏，脾气伤极矣。悬饮为困于酒所致，故曰饮后，而不曰伤水饮也。盖酒之气入肝，酒之味入脾，胁下正属肝脾之位，水湿浸淫，悬悬莫解，阻塞升降之气机，故咳唾引痛也。溢饮由于饮水过多，多则溢，溢则不能循

---

① 替：衰废，如兴替、衰替。

其利顺之性，而但泛滥于四肢。于是卫阳坐困，不能行令于皮毛肌体，当汗无汗，身体疼重，表阳痹而不用，一至于此。夫饮之邪，结于心肺之下，膈膜之交，以其屈曲盘处于上焦之支络，故曰支饮，言不同于痰饮之正中盛大也。咳逆倚息者，肺为饮阻，气不下行而但上逆，逆之甚，则呼吸促而无定息，若必欲倚着于物而稍获安者然。由是胸中之宗气不布而为之短，肺魄不纳而不得卧。形如肿者，气逆上浮，而非真肿也。按悬饮悬于内，溢饮溢于外，为骤致之病，故于悬饮用下法，而于溢饮用汗法也。痰饮由于元虚而邪盛，故多用温法。支饮则属气郁而邪结，故每用攻法也。然痰饮、支饮，病气深重，法难划一，故各随现证以施治。

　　水在心，心下坚筑，短气，恶水，不欲饮。水在肺，吐涎沫，欲饮水。水在脾，少气身重。水在肝，胁下支满，嚏而痛。水在肾，心下悸。

　　前既分列四饮主证之不同，此更明饮邪所感脏气致病之各异。曰水在，则知水非发源于诸脏，而特致患于诸脏也。心为君火，最畏水侵，饮邪逼之，则心下筑筑而动，胸中宗气亦不舒而短。恶水，不欲饮者，畏之则恶之，更不欲增其怵惕也。肺与大肠，气化相通，而水邪阻之，肺之清肃不行，气上郁而吐涎。而大肠所主之津液，不能上奉口，仍燥渴而欲饮水也。脾土恶湿，得水则重。土无火化，故倦怠少气也。肝以胆为府，而其经脉俱贯膈循胁，水气乘之，故胁下支满。水气喜上扬，郁而不宣，故攻冲作嚏而胁引痛也。肾本水脏，饮邪干之，则水势益横，必上凌于心，心畏水乘，故悸也。

　　按此与水气篇论列五脏之水不同。彼处因脏真亏损，水邪乘之，挟脏气而为患，治当培植脏气，以治水肿。此条因饮邪所感，伤及脏气，则但当治饮，而脏自调耳。仲景所以详释之者，以见饮邪之为患，于诸脏若此，欲人循经施治，有条不紊也。

夫心下有留饮，其人背寒冷如掌大。

留饮者，胁下痛引缺盆，咳嗽则辄已。

胸中有留饮，其人短气而渴，四肢历节痛。

脉沉者，有留饮。

上既剖列四饮，分条五脏，而此更云留饮，要之饮邪所发，必先因停留蓄聚而起。谓之留饮，初非四饮外另有专名也，与下条伏饮义同。故曰心下，曰胁下，曰胸中，以四饮所发之病气各殊，而所留之地界先分也。以下正与背相对，背属阳经所主，阳为阴搏，故饮留心下。而背为寒冷如掌大者，心下之部位仅如此也，此痰饮始基之证象也。胁下为肝胆之府，饮邪留之，故胁痛引缺盆，以缺盆为少阳经之所历也。痛因气郁，咳嗽少舒，此欲成悬饮之证象也。胸中为肺气之所主，饮邪留之，则清气不开而短，浊邪壅阻津液而口渴。四肢历节痛者，以诸阳主四肢，上焦气化不行，经脉因痹也。邪近于表，其脉宜浮，今脉沉，故责其有留饮，此欲发溢饮之证象也。

膈上病痰，满喘咳吐，发则寒热，背痛腰疼，目泣自出，其人振振身瞤剧，必有伏饮。

痰满喘咳，支饮之证象也。但其伏藏深久，发作有时，故曰伏饮也。寒热，背痛腰疼，太阳受邪也。目泣，振振身瞤，阳明受邪也。然因吐痰，诸证乃发，不吐痰，即伏而不见，其病气之深而且僻如此。

夫病人饮水多，必暴喘满，凡食少饮多，水停心下，甚者则悸，微者短气。脉双弦者寒也，皆大下后虚①。脉

---

① 虚：此前《方论》有"喜"字。

偏弦者饮也。

此明饮邪有实有虚，而所致异途，脉亦迥殊也。"饮水多"二句，是言饮之骤致者，若溢饮之类是也。"食少饮多"四句，是言饮之积渐者。为悸，为短气，据证则痰饮有之，而悬饮亦有之。溯其病根，由于食少饮多，食少则中必虚，饮多则邪必实，中虚宜温，邪实宜攻。此痰饮、悬饮主治霄壤也，是惟凭之于脉。如两手皆见弦脉，夫弦则为减，当以正气虚寒论治。设一手独弦，明是病气有偏着。偏着者为实邪，则又当以攻邪论治矣。"皆大下后虚"五字，疑属衍文。

肺饮不弦，但苦喘短气。支饮亦喘而不能卧，加短气，其脉平也。

上言肺饮皆弦，一而此举饮脉亦有不弦者以别之。如饮在肺，肺主卫，卫行脉外，脉自不弦也。喘与短气，以肺为主气之脏，得饮则气自壅滞也。但喘与短气，又不独肺饮为然。支饮邪结膈间，妨碍气分，亦必为喘，为不能卧，为短气，且脉亦不弦而平。平者，如后条所云沉紧或沉微之象，非果六脉调和也。仲景特两举之，欲人认证辨脉参互而施治也。

病①痰饮者，当以温药和之。心下有痰饮，胸胁支满，目眩，苓桂术甘汤主之。

上文辨证辨脉，此下乃因证以立治法也。四饮中推痰饮为正气虚寒所致，故当以温药和之，谓温补其正，则邪自无容留之地也。心下属上焦地分，清阳一虚，浊阴得以盘踞。胸胁支满，目眩者，饮邪横逆，攻冲清道所致也。茯苓宁辑上焦清气，渗泄饮邪为君，桂枝通太

---

① 病：原作"当"，据《方论》改。

阳导饮下行为臣，白术健脾，甘草和胃，使中土有权，饮邪不复泛滥，用以为佐为使也。即温药和之之谓也。

苓桂术甘汤方

茯苓四两　　桂枝三两　　白术三两　　甘草一两

四味，以水六升，煮取三升，分温三服，小便则利。

夫短气有微饮，当从小便去之，苓桂术甘汤主之，肾气丸（方见妇人杂病）亦主之。

苓桂术甘为治虚饮之圣方，非必痰饮证宜也。凡水停心下，短气有微饮者，皆当主此方法，何也？苓桂术甘，温化上中两焦之气，真（批注："真"恐是"直"）从膀胱而出，凡清阳虚者，均为合治。若下焦无阳，水泛为饮，又非此方所能胜任。盖肾开窍于二阴，膀胱之气化实藉真火以流行，此肾气丸尤为祛饮补元之神圣也。并主二方者，以痰饮本乎阳虚，果其中阳虚也，则用苓桂术甘法。如属下焦之真阳虚也，则宜肾气丸法。是又当以病气为权衡矣。

病者脉伏，其人欲自利，利反快，虽利，心下续坚满，此为留饮欲去故也。甘遂半夏汤主之。

夫脉得诸沉，当责有水。伏即沉之至也，病者至于脉伏，饮邪壅闭何等，于是小便不利，傍溢大肠而反自利。饮虽从利少减，而随减随续，称快未几，而坚满依然。饮邪虽有欲去之机，而究未得去之之道路也。于是以甘遂之极峻利者直达水所，斩关夺隘而出之；半夏开结降逆以助之；甘草及甘遂，取其相制而相使；芍药和甘草，取其安脾以养正；加蜜煎者，锐利之品恐伤津液，蜜能润三焦、和药性，故重赖之也。

甘遂半夏汤方

甘遂大者，三枚　　半夏十二枚，以水一升煮取半升，去渣

芍药五枚　甘草如指大一枚，炙

四味，以水二升，煮取一升，去滓，以蜜半斤和药汁，煎取八合，顿服之。

脉浮而细滑，伤饮。脉弦数，有寒饮，冬夏难治。脉沉而弦者，悬饮内痛。

病悬饮者，十枣汤主之。

浮脉何以主饮？以浮而兼见细滑，滑为痰盛，细为饮象，是必暴入之饮，挟痰水涌而浮，如酒客饮后脉自浮滑而细也。故不曰有饮，而曰伤饮，谓特伤于多饮焉耳！弦为寒脉，数为热脉，寒热相搏，即所谓阳中有阴也，故主有寒饮。然饮虽为寒，而致饮之由，实因寒热搏结而起。火伏于内而寒裹于外，当其相乘则病发，相间则病已。冬夏极寒极热与病气相乘，故曰难治，若痰火病是也。治疗之法，当于春秋病伏时，曲为分解矣。沉本为水脉，沉而弦则气分为饮邪胶结，故主内痛。痛则有欲闭之象，攻之不嫌峻而疾，因以十枣汤极锐利之品，以迅扫疾趋，不容少宽以贻后患，正所以护持元气于未坏也。按甘遂性苦寒，能泻诸经隧之水湿；大戟性苦辛寒，能泻诸脏腑之水湿；芫花性苦温，能破水饮之窠囊①。合三物之长以攻逐结邪，藉大枣以护元气也。

十枣汤方

芫花熬　甘遂　大戟各等分

三味，捣筛，以水一升五合，先煮肥大枣十枚，取八

---

① 窠囊：指因痰饮、瘀血停聚而形成的窠囊形、顽固性病灶。《医学正传》："丹溪曰，自郁成积，自积成痰，痰挟瘀血，遂成窠囊，此为痞、为痛、为噎膈翻胃之次第也。"

合，去枣，内药末，强人服一钱匕，羸人服半钱，平旦温服之。不下者，明旦更加半钱，得快之后，糜粥自养。

病溢饮者，当发其汗，大青龙汤主之，小青龙汤亦主之。

饮邪溢于表分，毛窍为之闭塞，有似风水相合之义，故当发汗以散邪，为合治耳。但表法全以里气为主，如邪在表而里有郁热者，则发表行阳药内，当兼清里方法，故合桂麻去芍，加石膏以荡涤之，此大青龙之所以为神也。如邪在表而里有伏寒者，则解表行阳药内，全当以里气为重，故合麻桂去杏仁，加五味、干姜、半夏，合内外而两解之，此小青龙之所以为神也。合出二方，以示人消息病机之法。

大青龙汤方

麻黄六两，去节　桂枝二两　甘草二两，炙　生姜三两
杏仁四十粒，去皮尖　大枣十二枚　石膏如鸡子大，碎

七味，以水九升，先煮麻黄，减二升，去上沫，内诸药，煮取三升，去滓，温服一升，取微似汗。汗多者，以温粉扑之。

小青龙汤方

麻黄三两　甘草三两，炙　桂枝三两　芍药三两　五味半升　干姜三两　半夏半升　细辛三两

八味，以水一斗，先煮麻黄，减二升，去上沫，内诸药，煮取三升，去滓，温服一升。

膈间支饮，其人喘满，心下痞坚，面色黧黑，其脉沉紧，得之数十日，医吐下之不愈，木防己汤主之。虚者即

愈，实者三日复发，复与不愈者，宜木防己汤去石膏加茯苓芒硝汤主之。

膈间属太阳部分，清虚之境，无物可容，乃饮邪上干为喘为满，如蒙蔽天空之象。心下将及阳明，地分冲要之所，何由至于痞坚，是必误吐误下，伤及脾胃，以致胃中虚，客气动膈而心下益增其痞塞也。由是胃之精华不能上充于面，而徒存湿火郁蒸，色见黧黑。黧黑者，焦褐之黑色也。其脉沉紧，的是水寒相搏之脉象，且至数十日之久，邪愈缠绵，则正益耗伤，是必宣壅与养正兼施，庶合病机。故君之以木防己，宣心下之壅也；佐之以桂枝，布膈间之阳也；壅久恐生郁热，加石膏以清之；正虚恐邪不运，用人参以补之，使邪不实而虚，但清热祛湿则愈矣。设胃有实邪，石膏只能除热，安能除实耶？将见旋通旋结，不久复发矣，再为缓图，何能为功。是必去石膏之缓，加茯苓、芒硝，以直导之下行，俾复聚之邪前后分驱而出，即禹之导水播九河①之意也。

木防己汤方

木防己三两　石膏鸡子大，十二枚　桂枝二两　人参四两

四味，以水六升，煮取二升，分温再服。

木防己去石膏加茯苓芒硝汤方

木防己二两　桂枝二两　茯苓四两　芒硝三合　人参四两

五味，以水六升，煮取二升，去滓，内芒硝，再微煎，分温再服，微利则愈。

---

①　禹之导水播九河：大禹治水，将黄河在山东境内分为九条河流入海。此处喻通利二便。

心下有支饮，其人苦冒眩，泽泻汤主之。

前云心下有痰饮，胸胁支满，目眩，但支满而不冒也。而此条支饮独至冒眩，明是少阴阴气沸腾，蒙蔽天空，心主为之皆昧之象。不必胸胁支满，而其人已苦甚矣。爰用专入肾经之泽泻，以之泻水为君，白术补土燥湿为臣，使堤防不坏，下焦安澜，而上焦自复其太清之体也。

泽泻汤方

泽泻五两　白术二两

二味，以水二升，煮取一升，分温再服。

支饮胸满者，厚朴大黄汤主之。

上条冒眩，病见上焦无形气分，纯属虚边。此言胸满，是有形之实邪，结于阳明地分，邪实宜攻，故直用厚朴、大黄以攻有形之结邪。

厚朴大黄汤方

厚朴一尺　大黄六两　枳实四枚

三味，以水五升，煮取二升，分温再服。

支饮不得息，葶苈大枣泻肺汤主之。方见肺痈中

邪实上焦气分，妨碍呼吸，比胸满为更急，但气分之邪，非重药所可施，故厚朴、大黄在所禁。用葶苈味苦气清，入肺以开结，大枣甘温补肺以养正，相助成功，使饮邪去而正气无伤，以无形气病治贵万全耳。

呕家本渴，渴者为欲解，今反不渴，心下有支饮故也。小半夏汤主之。

此从阳明呕吐病中而验心下之有支饮也，病机在不渴上见。盖呕

伤胃汁，其口必渴，故以渴为邪解之征。今反不渴者，明是心下本有支饮，结于胃之偏旁。虽不能与呕俱出，而因邪作使，反得浸淫于胃脘，是支饮不开，将呕无解期，呕逆不止，则饮亦无降期。爰用半夏、生姜，止呕去逆，俾辛温气味扶胃阳驱浊阴也。

小半夏汤方

半夏一升　生姜半斤

二味，以水七升，煮取一升半，分温再服。

腹满口舌干燥，此肠间有水气，己椒苈黄丸主之。

此从太阴腹满病中而验肠间之有水气也，病机在口舌干燥上见。盖脾脏受邪，何以致于上焦干燥，是必大肠所主之津液不能上奉，因水壅肠间，阻其气化故耳。则腹满原属大肠病，而非定主于太阴病也。爰以防己、椒目，善治水湿者，使之分利水气，直达膀胱而出。然肺主气化之源，肺气不开，无以泄上流之怒，葶苈所以开上焦之闭也。大肠为传导之腑，肠胃壅滞，无以泄下流之溢，大黄所以开下焦之闭也。渴加芒硝者，湿郁必生热，胃汁坐耗，佐以咸苦荡涤，所以救阳明也。药颇峻利，而服法极缓，以病已腹满，恐伤太阴脏气也。

己椒苈黄丸方

防己　椒目　葶苈熬　大黄各一两

四味，末之，蜜丸如梧子大，先食饮服一丸，日三服，稍增，口中有津液。渴者，加芒硝半两。

卒呕吐，心下痞，膈间有水，眩悸者，小半夏加茯苓汤主之。

此条病机在眩悸上见。卒然呕吐，则初无别病可知，乃心下痞硬，不因呕吐而解，知是水聚隔间。故上攻则眩，凌心则悸，清浊混淆而为呕吐，正邪相搏而为痞结，水邪之扰攘胸膈如此。则惟祛饮开痞，则诸证自已，小半夏加茯苓乃一定之治法也。

小半夏加茯苓汤方

半夏一升　生姜半斤　茯苓三两

三味，以水七升，煮取一升五合，分温再服。

假令瘦人，脐下有悸，吐涎沫而颠眩，此水也，五苓散主之。

此明水饮从下焦来者，不可因形证在上而误治上焦也，其病机在脐下悸上见。如瘦人身中本无湿之可责，乃何以脐下有悸而上见吐涎沫、头目颠眩？此非水饮在肺而口吐涎沫也，亦非心下支饮而头目眩冒也。观其悸在脐下，脐属少阴，肾气之所主，膀胱为肾之府，气化失宣（批注："宣"恐是"宜"），水邪得以据之，藉肾气以上凌，故脐下动惕，土恶水激也。吐涎颠眩者，下焦水逆，则上焦肺胃之精气亦不能四达，而惟壅阻于膈间，为吐涎，为颠眩也。是不开膀胱，则所客之水邪，何由得出狁①焉？思逞之肾邪，何由得服？而上焦之清气，何由得布？因以专经太阳之桂枝，领茯苓以伐上泛之水，领泽泻以泻肾脏之水，领猪苓以泄膀胱之水，白术培脾胜湿，以固中土之堤防，如是则在里之水无虞其不尽矣。然太阳主表，桂枝虽为解肌神品，然领诸里药下趋，则外达之力，恐其不逮，多饮暖水取汗，使太

---

① 出狁、思逞：均出自成语"狁焉思启"，又作"狁焉思逞"。指怀贪诈之心图谋侵人之国。《左传·成公八年》："夫狁焉思启封疆以利社稷者，何国蔑有。"

阳之气表里洞达，而阴邪等于见晛①矣。饮暖水，即服桂枝汤啜稀热粥之法也。

五苓散方

泽泻一分　猪苓三分　茯苓三分　白术三分　桂枝二分

五味，为末，白饮服方寸匕，日三服，饮暖水，汗出愈。

咳家其脉弦，为有水，十枣汤主之。

饮脉多弦，咳家而脉弦，其为饮而咳可知。遂主十枣汤者，所以拔去具（批注："具"恐是"其"）致咳之病根也。要其脉必偏弦者，若双弦当属虚寒论治矣。

夫有支饮家，咳烦，胸中痛者，不卒死，至一百日或一岁，宜十枣汤。

夫曰有支饮家，则支饮之由来旧矣。乃因循失治，病气变迁，有加无已。始也咳逆，今且壅闭而烦矣。始也倚息不得卧，今则胸中宗气为饮邪搏结，有似兼悬饮之内痛矣。夫病久邪盛，似可卒死，乃仍迁延至百日或一岁者，只以支饮之邪本实邪也，邪实宜攻，不嫌过峻，主以十枣汤，所谓有病则病当之也。

久咳数岁，其脉弱者可治，实大数者死，其脉虚者必苦冒，其人本有支饮在胸中故也，治属饮家。

咳而至于数岁之久，其正气必虚，所望者，邪亦向衰耳。设正已虚而邪尚炽之，何治法乎？故脉以弱为可治，实大数者死也，然此泛言久咳家之脉象也。若脉既虚矣，而又咳逆不止，且时苦冒眩，必其

---

① 见晛（xiàn 县）：天晴日暖。晛，日光。

人本有支饮在胸中，特以支饮之脉不弦，医家失治所致耳。故曰治属饮家，以见虽数岁之久，仍不出支饮条例治法也。

咳逆倚息，不得卧，小青龙汤主之。

此支饮之邪上入侵肺脏，有似肺饮，故不用十枣而主小青龙，以散表涤饮为治也。

青龙汤下已，多唾口燥，寸脉沉，尺脉微，手足厥逆，气从小腹上冲胸咽，手足痹，其面翕热如醉状，因复下流阴股，小便难，时复冒者，与茯苓桂枝五味甘草汤，治其气冲。

饮邪侵肺而用小青龙，当饮去病已矣。乃其人本虚，不任宣发，上饮未除而下先动其气机。多唾口燥者，水寒搏结，津液不上奉也。按其脉寸沉尺微，正是上焦之清旧、下焦之真阳，俱为水寒郁闭之象。诸阳主四肢，闭则手足厥逆矣。阳困则阴邪必致纵恣①，少阴厥气从小腹冲胸及咽矣。因而厥逆不已，而至于痹气冲之甚而面翕热如醉。夫曰翕热，则有时不热，即是郁冒之象，非若脱证之真阳上浮，面若妆朱之比。故时复下流，气阻膀胱，为小便难，时复上干头目而为郁冒。上下表里俱受邪困，势颇危迫，然要非青龙汤致治之误也。只以支饮结邪，逼处肺之表分，其壅塞锢闭之势牢不可破，不得不籍青龙锐利之师，以杀其势而破其坚。奈邪实则正必虚，下焦之阴邪乘虚上逆，两邪相合，其溃冒冲突之势几致难以究诘②，是犹晁错建削七国之谋，而速吴楚之反也。仲景早见及此，曲为绸缪，设靖难③诸法，以底治安。以为所最急者，下焦肾气逆奔而上，与伏邪相合，卒

---

① 纵恣：肆意放纵。
② 究诘：深究追问。
③ 靖难：平定变乱。

难图治。因以桂、苓之气温下达者，以伐水饮之合邪；五味摄上升之浮阳而返其故宅；甘草缓中补虚，以维上下之防闲①。如是则肾得归垣，冲气其治矣乎。

桂苓五味甘草汤方

桂枝四两，去皮　茯苓四两　五味子半斤　甘草三两，炙

四味，以水八升，煮取三升，去滓，分温三服。

冲气即低，而反更咳，胸满者，用桂苓五味甘草汤，去桂加干姜、细辛，以治其咳满。

果尔桂苓一下，冲气即低矣。反更咳满者，明是里分之寒饮未除。桂枝但能解下，而不能温中散寒故也。况桂性下行，下焦新服，不宜再伐以滋事，故特去桂，加细辛、干姜之辛热，以泄满止咳也。

桂苓五味甘草去桂加姜辛汤方

茯苓四两　五味子半斤　甘草三两　干姜三两　细辛三两

五味，以水八升，煮取三升，去滓，温服半升，日三服。

咳满即止，而更复渴，冲气复发者，以细辛，干姜为热药也。服之当遂渴，而渴反止者，为支饮也。支饮者，法当冒，冒者必呕，呕者复纳半夏，以去其水。

寒邪得热则开，故咳满即止，乃不谓渴与冲气复发，非因姜辛之热，骤伤其阴气而何？然阴气虽曰骤伤，而止（批注：止盖正误）气则已渐复，渴与冲气可不治而自止耳。然上焦燥渴，当不能遽止，而今反即止者，必其动心下之支饮，润其燥故也。盖有支饮必冒，冒则

---

① 防闲：防备和禁阻。防，堤也，用于制水；闲，圈栏也，用于制兽。

必呕，则但内半夏于前方中，以驱饮止呕，则冒自已矣。

桂苓五味甘草去桂加干姜细辛半夏汤方

茯苓四两　甘草二两　细辛二两　干姜二两　半夏半升

五味子半升

六味，以水八升，煮取三升，去滓，温服半升，日三服。

水去呕止，其人形肿者，加杏仁主之，其证应内麻黄，以其人遂痹，故不内之。若遂而内之者，必厥。所以然者，以其人血虚，麻黄发其阳故也。水去呕止，里气已调矣。乃其人形肿，明是表阳郁滞，肺气不能宣布所致。开肺莫若麻黄，然以其病气转辗，荣分大亏，卫气不能独治，形体遂因而痹耳。设更用麻黄汗之，得不阳亡血夺而厥乎？惟于前方中加杏仁，以微利气分，则肿自消矣。仲景恐人概以形肿必当用表，表之断无他患者，故申戒之曰其人因血虚致痹，非同泛然形气之病，麻黄发其阳，则益亡其血矣，故断不可内也。

苓甘五味加姜辛半夏杏仁汤方

茯苓四两　甘草三两　五味子半升　干姜三两　细辛三两

半夏半升　杏仁半升

七味，以水一斗，煮取三升，去滓，温服半升，日三服。

若面热如醉，此为胃热，上冲熏其面，加大黄以利之。

此紧接形肿说下，谓形肿则加杏仁以开上焦矣。若面属阳明，面热如醉，为阳明壅热，并致下焦不开，故加大黄于前方中。合杏仁，以次降泄也。

　　徐氏①论曰：此与前条翕热如醉不同。前因冲气，病发在下。此不过肺气不利，滞外而形肿，滞内而胃热。故但以杏仁利其胸中之气，大黄利其胃阴之热也②。

苓甘五味加姜辛半杏大黄汤方

　　茯苓四两　　甘草三两　　五味半升　　干姜三两　　细辛三两半夏半升　　杏仁半升　　大黄三两

　　八味，以水一斗，煮取三升，去滓，温服半升，日三服。

　　先渴后呕，为水停心下，此属饮家，小半夏加茯苓汤主之。

　　因渴而致呕，则前此并无呕症可知，只以渴必多饮，水停心下所致，故曰此属饮家，以见③但当治饮，不必更治其渴矣。小半夏加茯苓，呕与水并治，故主之。此暂致乏饮，不在支饮例也。

消渴小便不④利淋病脉证治第十三

　　厥阴之为病，消渴，气上冲心，心中疼热，饥而不欲食，食即吐⑤，下之不肯止。

　　此总揭消渴病之由来，本于厥阴也。盖厥阴为风木之脏，相火所

---

① 徐氏：指清代医家徐彬。
② "徐氏论曰"段：出自徐彬《金匮要略论注·痰饮咳嗽病脉证治》。
③ 以见：由此可见。
④ 不：《方论》无此字。
⑤ 吐：此后《方论》有"蛔"字。

寄，阴亏不能荣养，则风郁火燔，其气必上冲心而疼热。风阳相煽，最易消谷而善饥，乃饥而仍不欲食。食入即吐者，以厥气上逆，阳明为受侮之地，且肝主呕逆故也。人不知厥阴之为病而误下之，徒伤脏阴，将见渴不止而中气益削矣。按《内经》谓：二阳结谓之消①。仲景主乎厥阴，似属两途，殊不知二阳之气结，实由厥阴风郁火燔所致。是消渴病之发源在厥阴，而其流祸亦必归于阳明也，然治法亦正自有别。徐忠可云：凡能食而渴者，重在二阳论治；饮一溲二，重在肾虚论治；不能食而气上冲者，重在厥阴论治。以此分辨，亦自有条不紊②。

寸口脉浮而迟，浮即为虚，迟即为劳，虚则卫气不足，劳则营气竭。趺阳脉浮而数，浮即为气，数即为消谷而大坚，气盛则溲数，溲数即坚，坚数相搏，即为消渴。

此言消渴之脉当从寸口、趺阳合诊之也。盖寸口主脏阴，诊消渴之所由来。趺阳主脾胃，诊消渴之所由著。脏，藏气血者也。荣卫充足，脉必沉实而有力。今寸口浮而迟，是浮为虚阳上浮，而主卫气不足，迟为劳伤元神，而主荣气耗竭，荣卫俱伤，脏失所藏，此病消渴之源也。胃为水谷之海，津液之所变化，其气充调，脉必和缓而有神。今趺阳脉浮而数，浮为胃气过盛，热移膀胱，而小溲必数。数为脾强而约，燥热消谷而大便必坚，溲数则便坚，理固如此。坚数相搏，津液燥亡，不病消渴得乎！此消渴病之著见于二阳者也。要之下焦之脏气有亏，则中焦之亢阳无制，故于寸口曰迟，专责之虚也。于

---

① 二阳结谓之消：出自《素问·阴阳别论》。

② "徐忠可云"句：出自徐彬《金匮要略论注·消渴小便不利脉证治》。

跌阳曰数，专责之热也。惟虚故热，则寸口、跌阳虽属分途，源流一而已矣。大坚当是大便坚。

男子消渴，小便反多，以饮一斗，小便一斗，肾气丸方见妇人杂病中主之。

此所谓下消也。肾失闭蛰①之权，故饮一溲一。肾气丸助火以利枢机，补真阴以熄浮焰，如是则阴平阳秘而消渴自已矣。然在男于得此，则主肾虚。若妇人仍当主厥阴论治也，故特以男子别之。

脉浮，小便不利，微热消渴者，宜利小便，发汗，五苓散主之。

此热客膀胱，劫去津液，以致渴而小便不利，非正消渴证也，故治法迥殊。脉浮微热，邪为在表，用桂枝以解之。消渴小便不利，用四苓以解之也。

渴欲饮水，水入则吐者，名曰水逆，五苓散方见痰饮中主之。

此因渴致变之病也。渴必饮水，水多则逆，是渴为本而水为标也。急则治标，用五苓以利导之，水去则津自回，渴亦并治也。

渴欲饮水不止者，文蛤散主之。

渴不为水解，是热不在上中两焦可知。文蛤性寒味咸，直走下焦，除结热，润阴燥，亦治消渴之源也。

文蛤散方

文蛤

一味，杵为散，以沸汤五合，和服方寸匕。

---

① 闭蛰：虫类藏伏冬眠。此处引喻肾主收藏。

淋之为病，小便如粟状，小腹弦急，痛引脐中。

趺阳脉数，胃中有热，即消谷引饮，大便必坚，小便即数。

淋家不可发汗，发汗则必便血。

此明淋家亦属厥阴之为病，或成于阳明热郁者，与消渴异流而同源，故即叙于消渴之后。首二句是总揭淋之病状。小便如粟，言其色白而滴沥，如粟米之象也。小腹肝经所主，郁极则弦急。木邪乘土，故痛引脐中，是淋属厥阴为病可知矣。趺阳一段，言淋证亦有与消渴相兼者，所当责之二阳者也。故趺阳脉数，胃中必有蕴热可知。胃热则消谷而引饮，于是大便坚，津液耗也。小肠为火府，有热相遗，火性急速，妄为传送，直抵州都，于是膀胱之气化为邪热所扰，小便频数，滴沥而为淋矣。可见淋证本乎厥阴，发见于阳明。肝为藏血之海，胃主气血之府，若发其阳，则动其血矣。便血，谓小便尿血也。总之，消渴忌下，恐致劫阴。淋家忌汗，恐致动阴。二证俱以维持阴气为主。

小便不利者，有水气，其人苦渴，瓜蒌瞿麦丸主之。

此上焦有热，下焦有寒，因渴而小便不利也。盖肾开窍于二阴，阴气有亏，不能司合辟①之权，小便因以不利。有水气者，不利则水停腹中，若有肿满之象也。使其人不渴，则上焦无病，只是下焦阴气不化，肾气丸利而导之可也。今见燥渴，则热反郁于上，下焦之药难以遽投，故先以瓜蒌根肃清肺胃之郁热，瞿麦、茯苓行水去瘀。然肾为阴脏，不得真阳鼓舞，则水道不能运行，加附子助少火，以温通水脏也。且少阴本主封蛰，瞿麦走泄真阴，用山药立之监，以回护脏真

---

① 辟：开也。

也。缓以为丸，并严谨其服法，以上焦津液已伤，不敢过剂，恐蹈重亡津液之戒也。

瓜蒌瞿麦丸方

薯蓣三两　瓜蒌根二两　瞿麦一两　茯苓三两　附子一枚，炮

五味，末之，炼蜜为丸梧子大，饮服二丸，日三服；不知，增至七八丸，以小便利、腹中温为知。

小便不利，蒲灰散主之，滑石白鱼散、茯苓戎盐汤并治之。

此只因湿热滞于腑分而小便不利者立法，故但以清热利湿为主。若茯苓戎盐汤，便顾养阴气矣。按蒲灰即旧蒲席烧灰，最善去湿利便；滑石涤六腑之邪热，从小便而出。合二物之长，以除皮毛表分之湿热也。白鱼入胃，下气去水。发乃血之余，通冲任二经，合滑石、白鱼以泻阳明营分之湿热也。茯苓去水渗湿，白术健脾养正。戎盐出山坡阴土石间，不经煎炼，入肾阴，阴火化结热。清热利湿，三焦咸理，此为虚家脾脏有湿而下焦有热之圣方也。

蒲灰散方

蒲灰半斤　滑石一斤

二味，杵为散，饮服方寸匕，日三服。

滑石白鱼散方

滑石一斤　乱发一斤，烧　白鱼一斤

三味，杵为散，饮服方寸匕，日三服。

茯苓戎盐汤方

茯苓半斤　白术二两　戎盐弹丸大一枚

三味，先将茯苓、白术煎成，入戎盐再煎，分温三服。

渴欲饮水，口干[①]燥者，白虎加人参汤主之方见暑门。

此肺胃热炽，劫液而渴，非正消渴证也。饮水而口仍干燥，明是上焦为热所困，肺不能生水以自救，津益耗，则正益虚而燥热益甚。爰用西方白虎之神，专走上焦，以涤热生津，加人参以养正，为治上焦燥热以致消渴之主方。

脉浮发热，渴欲饮水，小便不利，猪苓汤主之方见首卷。

脉浮发热，本太阳表病，而渴则阴气衰矣。乃饮水，小便不利，是阴气方衰，而水急复兴，病变宁有穷乎。猪苓汤以去水为主，而外可以解表热，内可以滋阴燥，一举而三得矣。

水气病脉证治第十四

师曰：病有风水，有皮水，有正水，有石水，有黄汗。

前言四饮，而此列五水，要之饮即酝酿之水，为病正在上焦，不必表见于外。若水则为泛滥之波，或散而为川，或止而为渊，或起而名涛，或伏而为潜，病分表里、别阴阳。仲景特分五者之名，以纲维之，欲人顾名思义，而知治法也。如风水属表，皮水属表之里分，皆

---

① 干：此后《方论》有"舌"字。

阳证也，如水之为涛为川者也。如正水邪犯太阴，石水邪本少阴，皆阴证也，若水之为渊为潜者也。惟黄汗表里俱有，邪甚夹杂而病气较异，故列于五水之末。

风水其脉自浮，外证骨节疼痛，恶风；皮水其脉亦浮，外证胕肿，按之没指，不恶风，其腹如鼓，不渴，当发其汗；正水其脉沉迟，外证自喘；石水其脉自沉，外证腹满不喘；黄汗其脉沉迟，身发热，胸满，四肢头面肿，久不愈，必发痈脓。

此合五水之脉证而参详之也。风主皮毛，故脉浮，但太阳中风，其外证头项强痛，惟风与水搏，则必痹及骨节，伤风故恶风也。是脉浮恶风，骨节疼，是风水之主象也。皮水邪在肌腠，去表不远，故脉亦浮。其外证则腹鼓胕肿，按之至于没指，其为湿胜可知。病不因风，故不恶风；邪不在里，故口不渴。治当发汗者，以脉浮表实故也。是脉浮胕肿，乃皮水之主象也。若正水，则邪在太阴，脉自沉迟。脾本恶湿，水胜则脾气壅滞，逆于上焦，故作喘也。是脉沉迟而喘，乃正水之主象也。其目窠如蚕，胫肿腹大，不问可知矣。若石水邪在少阴，故脉亦沉，但不迟。其外证少腹肿满，以其病专在下，故不喘也。是脉沉，少腹满，乃石水之主象也。若黄汗，乃由汗出入水，水即郁于皮毛腠理之间，湿蒸则必发热，热郁则必为黄，是身热为黄汗之证，而黄汗即外见之水也。以其水湿相搏，故脉亦沉迟；湿阻气分，故胸满而四肢头面肿也；湿阻卫气，热伤荣血，久而不愈，必有痈脓之变矣。按湿热蒸于肌表，则为痈脓；若流于关节，则病历节矣。

脉浮而洪，浮则为风，洪则为气。风气相搏，风强则瘾疹，身体为痒，痒为泄风，久为痂癞；气强则为水，难以俯仰。风气相击，身体洪肿，汗出乃愈，恶风则虚，此为风水；不恶风者，小便通利，上焦有寒，其口多涎，此为黄汗。

此明风郁成水之所以然，与水郁而成黄汗之相异处。如风脉本浮而缓，今何以不缓而洪，明是水湿之邪壅于气分，所以风汗于气上而独浮，气鼓于风中而自洪也。风与气相搏，设风盛于气，则气为风使，将湿邪从风外达，或发为瘾疹，或化为泄风，遂久为痂癞。如是则气有所泄，而不成水矣。如水湿盛而气强，则风邪反为气所系，不能外泄，两邪相得，致成风水。气得风则愈壅，因而难以俯仰。风得气则益骄，遂致身体洪肿，相维相系，漫无出路。计惟汗出，则风从表解，气从风泄而愈也，然汗出初非大汗之谓。盖风水则必恶风，恶风原属表虚，设不知而大汗之，水邪不去而重虚其表，将不止恶风而并恶寒，遂蹈极虚之候矣。若不恶风者，便不可以风水论，且验其小便通利。而风水则风扬上阻，小便必难也，且口多涎沫。风为阳邪，淫于表多，虽不至于渴而何以多涎也？明是水寒之邪满于胸中，不因于风，故不恶风；不病乎下，故小便自利；水寒上溢，故口多涎沫也。因辨之曰"此为黄汗"。可见黄汗之初证，大似风水，只有此三条别异处，欲人认证之的也。

寸口脉沉滑者，中有水气，面目肿大，有热，名曰风水。视人之目窠上微拥，如蚕新卧起状，其颈脉动，时时咳，按其手足上陷而不起者，风水。

此从风水中之类于正水者而别异之也。风脉皆浮，脉沉有水，似为正水矣。然沉而滑，滑为阳脉，是表邪深入，风水相搏之征，正水中无此脉也。况肿大独在面目，风浮于上也，而且有热，风为阳邪也。是虽脉沉，名曰风水。若目窠微肿如蚕、颈脉动、咳，皆正水的证。而风挟水气上壅亦有其候，且正水肿满，必遍及腰腹，今犹按手足上陷而不起，明是阳主四肢，风邪从阳，水上从风而盛也，故虽具正水证象，主为风水无疑矣。

太阳病，脉浮而紧，法当骨节疼痛，反不疼，身体反重而酸，其人不渴，汗出即愈，此为风水。恶寒者，此为极虚，发汗得之。渴而不恶寒者，此为皮水。身肿而冷，状如周痹，胸中窒，不能食，反聚痛，暮躁不得眠，此为黄汗，痛在骨节。咳而喘，不渴者，此为肺①胀，其状如肿，发汗则愈。然诸病此者，渴而不利，小便数者，皆不可发汗。

此言风水、皮水、黄汗及肺胀四证，邪俱从表入，故以太阳总揭其病发之所从，而以浮紧总括其初形之脉象，非独指风水言也。但太阳风寒两伤证，必骨节疼痛，若风水则不疼，但体重而酸，以水虽寒类，而寒邪伤荣，风水之邪，止伤卫分故也。口不渴，以病不在里也，表邪仍宜表解，故以汗出为即愈。然汗出初非大汗之谓也。设不知而大汗之，必至亡阳而恶寒，要不同于寒伤荣之恶寒矣。责其极虚，以见风水原不可以轻汗也。若皮水，则有风水之脉象，而口有渴，且无恶寒症，以其邪自太阳而来，已近阳明之界。虽未内犯，而在里之热已蒸，故渴而不恶寒，便是皮水的证。但水在皮肤，终属表分寒邪，故身肿而按之自冷，如周痹状也。若有前症而加以胸中窒塞，至不能食，且邪聚胸中作痛，是惟黄汗之水全在上焦，闭塞气分使然。独是暮躁不眠，有似少阴阴躁，而不知湿本阴类，暮则浊阴上逆益甚，其烦满之势与阴热发躁似是而实非，别之

---

① 肺：《方论》作"脾"。

曰"此为黄汗",不越太阳一经所致之病耳。如有风水之脉证,而骨节痛,且咳而喘,口不渴,初无风水之身重,而若类及皮水之胕肿,此非水也,乃风客肺脏,闭塞肺气作胀,外状如肿,而实非水肿也。疏泄毛窍,使风气外达则愈矣,故亦主汗也。以上诸病俱属阳经,似皆可以发汗,然使胃液亏而渴者,下利而亡阴者,膀胱蓄热而小便数者,若再汗之,是为重亡津液,故皆不可发汗。治诸病此者,可不知禁耶。

里水者,一身面目黄肿,其脉沉,小便不利,故令病水。假令小便自利,此亡津液,故令渴,越婢加术汤方方见中风门主之。

水邪自表入里,欲成正水,犹伤寒之有传经也,以其已离乎表也,故别之曰里水。以无正水之的证,故概之以里水也。一身面目黄肿,湿热尚征乎阳分,而脉沉,小便不利,是在发之湿热已深,郁乎太阴地分。盖在三阴,太阴司开,而在三阳,则太阳司开,两不主开(批注:下"开"恐是"闭"误),封住湿邪,不令病正水而何?然使正水既成,则小便必难,口必不渴。今若小便自利而上见口渴,明是表邪入里,渎扰阳明,将耗竭胃家津液,表邪仍当表散,越婢加术汤行阳去郁,涤热生津,尽擅所长矣。此条当分两段看,前段脉沉,小便不利,邪入太阴,将成正水;后段口渴,小便自利,邪入阳明而劫胃汁,以脾与胃俱在里分,故概称曰里水。

趺阳脉当伏,今反紧,本自有寒,疝瘕腹中痛,医反下之,即胸满短气。

趺阳脉当伏,今反数,本自有热,消谷,小便数,今反不利,此欲作水。

承上里水说下,言水郁脾胃,则趺阳脉当伏,伏即沉之至也。今不伏而反紧，紧为寒，则知其宿有寒疝腹痛之证。医者不知而反用寒药下之，遂至水寒搏结，逆于清道，为胸满，为短气，即误下成痼之变也。如当伏而反数，数则为热，是必素有蕴热，当消谷、小便数无疑。燥热必致烁阴，阴热必求助于水，水入无度，膀胱之气化阻滞，蓄而不流，水自成于三阴地分矣。

按此二条双项，上条两层意说：首条言脾家素有积寒，因误下而阴邪反得逆干阳位，而为患上焦；次条言胃家素有积热，因失治而阳邪亦得酿祸阴分，而为患下焦。此阳邪从阴，阴邪从阳，其微妙之理，不外趺阳脉中领会也。

寸口脉浮而迟，浮脉则热，迟脉则潜，热潜相搏，名曰沉。

趺阳脉浮而数，浮脉即热，数脉即止，热止相搏，名曰伏。沉伏相搏，名曰水。沉则络脉虚，伏则小便难，虚难相搏，水走皮肤，即为水矣。

此论正水之所由成也。以寸口诊元气之盛衰，以趺阳验中气之强弱，故合寸口、趺阳而推究之。前言寸口脉沉而滑，主有水气，而此云浮而迟，似甚相反，而不知沉滑为实邪，浮迟为虚邪也。寸口浮而迟，其病在迟，有无气以动之象。而合浮脉见之，是浮为虚阳上泛而属热，迟为元虚下陷而主潜，虚热浮动而元气潜踪①，两相不逮②，中无维系，则脉之初见为浮而迟者，细按之而即沉沦不返矣。前言趺阳脉当伏而反数，则以胃热消渴而致水，尚属有余之邪。今合见浮而数，浮为虚热，数为虚阳躁动，而脉中之真气自止而不运也。热与止

---

① 潜踪：潜藏踪迹，使不为人知。
② 不逮：不及。逮，跟上，达到。

相搏，将见中气止而不运，而下焦之卫气亦伏而不发矣。元气沉沦，卫气闭伏，三焦无气旋运，不致成水得乎？然二脉之为沉为伏，何以主之为水？盖沉则周身之元气俱汩没①于下，而无以充实百骸，则络脉必虚。伏则下焦之卫气结而不宣，而无以主周身之气化，则小便必难。虚与难相并，运行之气机已息，一任水之横流，而正水成矣。

寸口脉弦而紧，弦则卫气不行，即恶寒，水不沾流，走于肠间。

不必脉见沉伏为水也。即寸口脉弦而紧，而阴寒之象具见。水本阴邪，无卫气以运行，则水非昼夜不舍之水②，而为停源绝流之水，欲不成正水得乎？可见寸口一见弦脉，便知卫气结而不行，外即恶寒，而里有真寒矣。肠间为水道，不复沾流，其泛滥将何底③耶？

少阴脉紧而沉，紧则为痛，沉则为水，小便即难。

此条专主石水言也，故独责少阴。紧而沉，阴寒极矣。紧为寒痹，故主痛。沉为阴结，故主水也。小便即难，谓肾开窍于二阴，水邪客之，开阖之枢机不利也。

脉得诸沉，当责有水，身体肿重，水病脉出者死。

水脉本诸沉，无论沉迟、沉紧、沉滑、沉伏，俱责有水。然亦必合身体肿重而断之耳。脉既宜沉，设反浮出，则里气亡于外矣。不死而何！此为正水、石水言也。

① 汩（gǔ 古）没：淹没。
② 昼夜不舍之水：此处指水的不停流动。《论语·子罕》："子在川上曰，逝者如斯夫！不舍昼夜"。
③ 底：尽。本义为最下面、底端。引申为尽头。

夫水病人，目下有卧蚕，面目鲜泽，脉伏，其人消渴，病水腹大，小便不利，其脉沉绝者，有水，可下之。

目下有卧蚕，面目鲜泽，水气淫于上矣。在上焦者，本无可下之理，且其人脉伏，且至沉绝，阴邪痼闭何等！阴邪痼闭，法当温散，而曰可下何哉？盖以其人消渴，肠胃之精气为水壅滞，因而腹大，气阻膀胱而小便不利，是水邪横逆，漫无出路。设弗用洁净府方法，将邪日盛而正日削，下之正所以云救也。但云可下，并不出方，要不外葶苈、十枣等法，病机在消渴、小便不利上见。

问曰：病下利后，渴饮水，小便不利，腹满因肿者，何也？答曰：此法当病水，若小便自利及汗出者，自当愈。

此由渴饮而致水也。暂致之水，易聚易散，故以汗出便利为自愈。

心水者，其身重而少气，不得卧，烦而躁，其人阴肿。肝水者，其腹大不能自转侧，胁下腹痛，时时津液微生，小便续通。肺水者，其身肿，小便难，时时鸭溏。脾水者，其腹大，四肢苦重，津液不生，但苦少气，小便难。肾水者，其腹大，脐肿腰痛，不得溺，阴下湿如牛鼻上汗，其足逆冷，面反瘦。

此言水气既成之后，浸淫日久，脏气必伤。苟一脏先伤，水气即乘虚归着，病情随以呈露，仲景细为分别，欲人认证之的也。如水气乘心，即为心水。心本主营，营受邪，不能协卫气周遍百骸，故身重而少气。烦躁不得卧者，火畏水逼，怵惕不安也。心与肾本相交，心气怫郁，则肾气姿横①，其人阴肿，亦相应之机也。水气乘肝，即为肝水。水泛则木浮，横逆土中，脾益受伤，故腹肿大，至不能自转侧也。胁与下腹，皆肝气所主。邪侵则痛相引，木喜疏散，通达三焦，挟大肠之气而上行，故时时津液微生。挟小肠之气而下注，故小便续通也。曰微生，曰续也，可见二肠已不能自主，惟听肺气之冲激，水邪之肆横，为何如耶？水乘肺则为肺水，肺主周身之气化，气痹则身浮肿，气不及于州都，故小便难。鸭溏者，水无所泄，旁走大肠故也。水气乘脾则为脾水，脾主腹，又主四肢，水入故腹大而肢重。津液不生者，脾病不能为胃行其津液也。土在中央，沉沦于水，上蔽天空而苦少气，下塞地窍而为小便难矣。水乘肾则为肾水，肾本水脏，有水合则势益弥漫，以致反侮脾土而腹大，壅过本脏之气而为脐肿，为腰痛，为不得溺也。阴下湿者，水性就下，低洼之处积污常溢也。两足至下，阳气常不及，故独逆冷也。于是卫阳困惫，荣血不能独运，面无华色而反消瘦矣。

师曰：诸有水者，腰以下肿，当利小便，腰以上肿，当发汗乃愈。

此总结上文而出其治也。阴阳表里，前已辨之详矣，而此复分上下以示人，更为明切了当。盖人身上部属阳，阳水宜表，开鬼门以散阳邪也。下部属阴，阴水宜下，洁净府以祛阴邪也。从腰分主之，何等简括②。

师曰：寸口脉沉而迟，沉则为水，迟则为寒，寒水相搏。趺阳脉伏，水谷不化，脾气衰则鹜溏，胃气衰则身

---

① 姿横：恣意横行。
② 简括：简约概括。

肿。少阳脉卑，少阴脉细，男子则小便不利，妇人则经水不通。经为血，血不利则为水，名曰血分。

前从寸口、趺阳，或分诊或合参，以证出水乘。此独从寸口之沉迟，以信趺阳之必伏。盖后天脾胃之气未有不从先天之真气为盛衰者也。若寸口沉而迟，脏气衰微极矣。沉为水，迟为寒，水寒相搏，阳气痹极，而趺阳脉有不伏者耶，因而不能化谷。脾气衰则鹜溏，胃衰则身肿，中气从此大坏，且其左升之生气式微①，而少阳脉卑，龙雷之真火衰熄，而少阴脉细，阴阳脏腑交病，不外寸口脉之沉迟见之。寸口主肾肝，男子肾气痹则小便不利，妇人肝气痹则经水不通。血即水也，胞门蓄血，水不流行；膀胱蓄水，血亦阻滞。是水气之在下焦者，俱属脏阴，为血分也。

按病起血分，此皆属于下焦，即所谓石水也，连太、少、阳明三阳经，阳气痹而不用，血分之邪为何如耶。不能化谷，合脾胃言，脾属阴土主里，故病鹜溏，胃属阳土主外，故病浮肿也。然身肿肺痹皆有之，不可执泥。

问曰：病者苦水，面目身体四肢皆肿，小便不利，脉之不言水，反言胸中痛，气上冲咽，状如炙肉，当微咳喘。审如师言，其脉何类？师曰：寸口脉沉而紧，沉为水，紧为寒，沉紧相搏，结在关元，始时尚②微，年盛不觉。阳衰之后，荣卫相干，阳损阴盛，结寒微动，肾气上冲，咽喉塞噎，胁下急痛。医以为留饮而大下之，气击不去，其病不除，复重吐之，胃家虚烦，咽燥欲饮水，小便

---

① 式微：原指天将黄昏，此处指事物由兴盛而衰落。
② 尚：《方论》作"当"。

不利，水谷不化，面目手足浮肿。又与葶苈丸下水，当时如小差，食饮过度，肿复如前，胸胁苦痛，象若奔豚，其水扬溢，则咳①喘逆。当先攻击卫气令止，乃治咳，咳止其喘自差。先别新病，病当在后。

关元结寒，积渐深入，以致病水，要即所谓石水也。治法最为吃紧，故仲景设为问答以发明之。先审其脉象，决究其病源，而出误治之大戒，救误之大法。如面目身体四肢皆肿，小便不利，石水之病状如此。而胸痛，气上冲咽，状如炙肉，微咳喘，病内之增变又如此，不知石水之病源俱由下焦阳气虚衰。阴寒搏结，寸口脉必沉而紧。沉为水，紧为寒，当寒结关元之时，即宜温经散寒，不致酿为祸阶②。乃因循失治，阳日损，阴日盛，水寒冲激，胁痛咽塞，有似留饮，势所必致。但留饮为有余之邪，或可用劫饮方法。今阴寒上干，而妄行吐下，复因虚水泛而漫肆行水，以致中焦之正气骤虚，而下焦之冲气突发，斯诚病中之加病，邪外之增邪也，势孔急③矣。无论本病，水气在所缓图，即咳喘犹焉为后者矣。先攻击冲气，以治咳喘，俟新病治而后治本病，斯诚救误之大法也。攻击冲气与治咳喘，大约不出痰饮门苓桂味甘等法也。

风水脉浮，身重汗出恶风者，防己黄芪汤主之，腹痛者加芍药。

脉浮汗出恶风，是风伤卫的证，而合之身重，其为风水明切，前言骨节疼，此言身重，互文以尽病情也。防己祛风逐水为君，黄芪达表为臣，白术、甘草补土胜湿，姜枣以和荣卫，腹痛加白芍，合黄芪

---

① 咳：此前《方论》有"浮"字。
② 祸阶：谓祸之所从来。阶，阶梯，喻凭借或途径。
③ 孔急：非常急迫。

以和脾也。宣中有补，深合风水治法，后人玉屏风散从此化出。

防己黄芪汤方

防己一两　黄芪一两　白术三两　甘草五钱，炙

上剉，每服五钱，生姜四片，大枣三枚，水盏半，煎八分，温服，良久再服。

风水恶风，一身悉肿，脉浮不渴，续自汗出，无大热，越婢汤主之。

犹是风水也，前证身重则水胜于风，此一身悉肿，则风胜于水。风主皮毛，故脉浮，水在上焦，故不渴也，续自汗出，邪郁于表，不能畅达，陆续郁蒸而出也。是外无大热而内有郁热矣，故以越婢汤主之。麻黄开腠理，俾水从风散；石膏清里热，使湿从火泄；甘草、姜枣以通调中外。要寒加附子，则又以里气为重矣。

越婢汤方（批注：愚意"婢"当是"脾"字传写之误耳，以脾最恶湿，散风却水，脾气发越。笑后人以讹传讹，巧为疏解，殊为多事。右数十字原本所有而不载，兹今奉录）以脾最恶湿，散风却水，脾气发越矣。后人以讹传讹，巧为疏解，殊属多事。

麻黄六两　石膏半斤　生姜三两　大枣十五枚　甘草二两

五味，以水六升，先煮麻黄，去上沫，内诸药，煮取三升，分温三服。恶寒①者，加附子。风水，加术四两。《古今录验》

皮水为病，四肢肿，水气在皮肤中，四肢聂聂动者，防己茯苓汤主之。

---

① 寒：《方论》作"风"。

前证皮水之脉证已明晰矣。而此独揭四肢肿、聂聂动，以申明水气在皮肤中之状。可见皮水一证，虽近乎里而不离乎表，虽不因风而四肢肿动，亦有风涌之征。故药用防己，合桂枝以解外，则表之微风可熄，合茯苓以解内，则近里之水邪亦散；黄芪助外达之势；甘草立内守之功。不用白术者，恐助表气之壅也。

防己茯苓汤方

防己　黄芪　桂枝各三两　茯苓六两　甘草二两

以水六升，煮取三升，分温三服。

里水，越婢加术汤主之，甘草麻黄汤亦主之。

水邪由表入里，故用两解方法。但病气有浅深，元气有强弱，因主①二方以俟人临证消息。

水之为病，其脉沉小，属少阴。浮者为风，无水，虚肿②者为气。水，发其汗即已。脉沉者宜麻黄附子汤，浮者宜杏子汤。

言水之为病，则合诸水言之。前云脉得诸沉，当责有水。故正水、黄汗脉俱沉迟，石水但沉，而惟风水主浮。今脉沉而小，曰属少阴，其为石水无疑。若脉浮为风，然不必皆风水相合也。有先但气分不开而无水虚肿，迫郁之又久而亦致水焉，则但谓之气水而非风水也。然治法不甚相远，惟汗之以快其气，则水自散矣。总之脉沉者，邪在少阴，用麻黄、附子温经，以速散之，恐水邪相合，泛滥难图也。脉浮者，邪在气分，用杏子汤轻清以开泄之，恐气强为水，肿胀滋甚也。

---

① 主：日抄本作"三"。
② 肿：《方论》作"胀"。

甘草麻黄汤方 (补上条治方)

甘草二两　麻黄四两

以水五升，先煮麻黄，去上沫，内甘草，煮取三升。重复取汗，不汗再取，慎风寒。

麻黄附子汤方

麻黄三两　甘草一两　附子一枚，炮

以水七升，先煮麻黄，去上沫，内诸药，煮取二升半，温服八合，日三服，

杏子汤方 (方失载)

厥而皮水者，蒲灰散 (方见消渴中) 主之。

前条有风水之脉而无风水之的证，特立杏子汤以利气分，以别于风水之正治也。此条有攻水之见证，而兼见少阴之厥逆，即用蒲灰散以清利肾邪，以别于皮水之正治也。病气靡常①，治法活泼如此。

问曰：黄汗之为病，身体肿，发热汗出而渴，状如风水，汗沾衣，色正黄如柏汁，脉自沉，何从得之？师曰：以汗出入水中浴，水从汗孔入得之，宜黄芪芍药桂酒汤主之。

证象风水，脉象正水，而汗色黄如柏汁，其源头本难理会，故仲景设为问答以申明之，曰以汗出入水中浴，水从汗空②入得之。盖汗本心液，汗出则腠理疏而荣血自虚，水即乘外之疏而袭里之虚，酝酿

---

①　靡常：无常，没有一定的规律。《尚书·咸有一德》："天难谌，命靡常。"孔传："以其无常，故难信。"
②　空：通孔。《汉书·张骞传》"然骞凿空"。

于肌腠之间。荣行于脉中者也，荣伤不能鼓脉外出，故自沉也。心，君火也。水入与火搏结，蒸而为黄汗也。药用桂枝、芍药，先固护其荣气，不使邪之深入，黄芪得苦酒，领邪外达而兼实其腠理，荣卫调和，邪自无所容也。服后生心烦者，以苦酒即醋，气味涌泄，与心气暂阻，俟邪解则烦自除矣。

黄芪芍药桂酒汤方

黄芪五两　芍药三两　桂枝三两

以苦酒一升，水七升，相合煮取三升，温服一升，当心烦，服至六七日乃解。若心烦不止者，以苦酒阻故也。

黄汗之病，两胫自冷；假令发热，此为历节。食已汗出，又身常暮盗汗出者，此荣气也。若汗出已反发热者，久久其身必甲错。发热不止者，必生恶疮。若身重汗出已辄轻者，久久必身瞤，瞤即胸中痛。又从腰以上①汗出，下无汗，腰髋弛痛，如有物在皮中状，剧者不能食，身疼重，烦躁，小便不利，此为黄汗。桂枝加黄芪汤主之。

此历叙黄汗病中所变现之证，究其原而出其治也。盖黄汗本乎湿热上聚，直伤荣分，上焦失降，故两胫自冷，非下焦另受湿邪也。湿热郁蒸，必致发热。病历节者，血虚湿注，经络因痹也。食已汗出者，食入则火动，气蒸而外越也。常暮盗汗者，阴邪扰攘阴分，荣液乘间出奔也。此皆荣气为病，正由汗多，阳浮血夺所致，于是即汗出发热，身重或轻，相因之际而细绎②其迁变之病情。如汗已复热，营

① 上：此后《方论》有"必"字。
② 绎：陈述。

气益耗，肌肤无血荣养，必为之甲错矣。更发热不止，营气与热相搏，必主生恶疮也。湿本身重，汗出则湿减而身辄轻，然身虽暂轻，而里气益伤，肌肉必瞤瞤动也。以其邪聚上焦，故胸中常痛。且邪聚上焦而肆其纵横，故上体有汗而下自无汗，一身分为两截。腰髋弛痛者，腰以下无气以维系之，若欲脱而痛也。至于如有物在皮中状，湿邪壅阻之情形，初不仅瞤瞤肉动矣，甚至胃气亦禀之湿浊而不能食矣。周身之气机窒滞，疼而且重矣。邪扰心荣，故烦躁。邪阻肺卫，故溺涩也。荣卫交痹，三焦壅闭，然究其原，总由水从汗孔入，劫营夺血所致，正其名曰"此为黄汗"。以见证虽夹杂，不离调和荣卫方法。药用桂枝加芪，以病机全在汗多，不得不以固表为汲汲①耳。

桂枝加黄芪汤方

桂枝三两　芍药三两　甘草二两　生姜三两　大枣十二枚
黄芪二两

六味，以水八升，煮取三升，温服一升，须臾，饮稀热粥以助药力，温覆取微汗，若不汗更服。

师曰：寸口脉迟而涩，迟则为寒，涩为血不足。趺阳脉微而迟，微则为气，迟则为寒。寒气不足，则手足逆冷；手足逆冷，则荣卫不利；荣卫不利，则腹满胁鸣相逐；气转膀胱，荣卫俱劳；阳气不通即身冷，阴气不通则骨疼；阳前通则恶寒，阴前通则痹不仁；阴阳相得，其气乃行，大气一转，其气乃散；寒则失气，虚则遗溺②。

---

① 汲汲：急切。
② 溺：此后《方论》有"名曰气分"四字。

金匮要略正义

一一八

此从黄汗病之究竟而极言之，谓黄汗本乎湿热，久而不治，元气自削，终必底于虚寒也。如黄汗之脉本沉迟，今寸口脉迟而涩，趺阳脉迟而微，迟为寒，是寒为病之本来，涩为荣血不足，微为胃气不充，是病深日久之致变也。本寒而兼以气血不足，则周身之大气俱为病气锢蔽，由是而手足逆冷，阳痹不布四肢也。荣卫不利，外内为邪所痹也，为腹满，为胁鸣。阴寒之气转展相逐，而无所施泄，则庶惟日出有曜①，阴邪见晛而消②而无何。膀胱无气以化，荣卫无气以行，疲极困惫，所谓膀胱荣卫俱劳也。卫行于身之表，表阳不通则身冷，荣行于身之里，里阴不通则骨疼。如卫气欲先通，而寒邪尚阻于荣分，则必恶寒，如太阳寒伤荣之恶寒也。如荣气欲先通，而寒邪尚搏于卫分，则必痹而不仁，如太阳表实欲作刚痉之象是也。总由阴阳相阻，闭塞成痞，必使天气清而后地气宁，周身之大气一转，而后久痹之邪气始散，此自然之理也。失气遗溺，虚寒若见于下焦。仲景明示之曰此属上焦气分，只是气分不开而已。开气分，即转大气之谓也。下条桂、甘、姜、枣、麻、辛、附子，即转大气之方也。

气分，心下坚，大如盘，边如旋杯③，桂枝去芍加麻辛附子汤主之。

病既在气分，则主治惟在上焦。心下属上焦，坚大如盘，上焦邪结也。然边如旋杯，是中间邪结，而四旁尚有正气得以流行，治法正可藉此一线以为转机。桂甘姜枣以运动荣卫之正气，麻辛附子以宣道少阴之真气，所谓大气一转，而心下坚大之邪自散也。

---

① 曜（yào 耀）：光明照耀。
② 见晛而消：指天晴日暖。典出《诗·小雅·角弓》："雨雪瀌瀌，见晛曰消。"
③ 杯：此后《方论》有"水饮所作"四字。

桂枝去芍加麻辛附子汤方

桂枝三两　生姜三两　大枣十二枚　甘草一两　麻黄二两
细辛三两　附子一枚，炮

以水七升，先煮麻黄，去上沫，内诸药，煮取二升，分温三服，当汗出，如虫行皮中即愈。

心下坚，大如盘，边如旋杯，水饮所作，枳术汤主之。

犹是心下邪结也，而虚实有别，则治法迥殊。如前证有为水饮所作者，饮为有形之邪，即可于有形中治之。枳术汤甘补苦泄，以开痞结，与前证之治法大相径庭矣。按前证之坚大如盘，纯是一团阴寒之气凝结，治贵温运正气以散邪结，是从盘之四旁击散中坚法也。此条水饮结聚成痞，治惟开散痞结为主，故不嫌直攻其坚垒，以安辑①其四旁也。仲景特出二条，证同而治异处，以见治病必求其本也。

枳术汤方

枳实七枚　白术三两

以水五升，煮取三升，分温三服，腹中软，即当散也。

附方

《外台》防己黄芪汤方　治风水，脉浮为在表，其人或头汗出，表无他病，病者当下重，从腰以上为和，以下当肿及阴，难以屈伸方见前。

---

① 安辑：安抚。

金匮要略正义

一二〇

黄疸病脉证并治第十五

寸口脉浮而缓，浮则为风，缓则为痹，痹非中风，四肢苦烦，脾色必黄，瘀热以行。

此明黄疸之邪有挟外感而起者，故脉必先取之寸口也。如浮缓为伤风脉象，而在疸证见之，浮为风，而缓则为湿滞，故曰痹，痹非风痹之谓。只以太阴本有湿热，得外感之风，相为酝酿，遂游行于四肢肌肉，由是手足烦热，色蒸为黄，而久瘀之湿热，遂流行于外矣。

趺阳脉紧而数，数则为热，热则消谷，紧则为寒，食即为满。尺脉浮为伤肾，趺阳脉紧为伤脾。风寒相搏，食谷即眩，谷气不消，胃中苦浊，浊气下流，小便不通，阴被其寒，热流膀胱，身体尽黄，名曰谷疸。

疸本脾胃主病，故以趺阳为主脉。趺阳脉紧而数，数为胃府热，热故消谷；紧为脾藏寒，寒则为满。满者，谷之精气不化，停而为湿故也。此疸病之因于脾家寒湿者以此。脾家寒湿，全赖下焦之真气运行。今尺脉不沉而浮，浮为风脉，风阳扰攘，肾气先伤，合之趺阳之脉紧，为寒伤脾，寒与风搏，酿成湿热，壅阻中焦。食谷即眩者，胃虽消谷，而谷之精气不消，积为湿浊，上干则目眩，下流则小便不利，是太阴虽被寒郁，而郁久化成之温（批注："温"恐是"湿"）热，流祸膀胱，膀胱行气于肌表，自一身尽黄矣。名曰谷疸，以脾病不能为胃行气消谷所致也。

额上黑，微汗出，手足中热，薄暮即发，膀胱急，小便自利，名曰女劳疸，腹如水状，不治。

此脾家本有湿热，而复因房劳竭精，以致湿热袭虚而入少阴，为脾肾两病之候也。黄为土色，黑为水色，肾热气浮。上凌君位，故额上独黑。微汗出者，汗乃心液，阴火上炎，则营液亦沸腾而外越也。手劳宫属心，足涌泉属肾，阴伤则水不济火，故手足中热。发于薄暮者，少阴旺时也，膀胱为肾之腑，脏热迫腑，膀胱之气化亦急，而小便自利。然小便利，则病不在膀胱可知，名曰女劳疸。设太阴之精气未败，则专除肾热可矣。今腹满复如水状，则脾肾二气两相决撒①，又何法以治之耶？

心中懊憹而热，不能食，时欲吐，名曰酒疸。

酒性热，而形质所留②则为湿。酒性上行，先伤上焦，故心中懊憹而热。酒味归胃，浸淫中焦，故不能食而时欲吐也。名曰酒疸，则清热利湿，先发越上焦为汲汲矣。

阳明病脉迟者，食难用饱，饱则发烦，头眩，小便必难，此欲作谷疸。虽下之，腹满如故，所以然者，脉迟故也。

谷疸本属阳明病，而阳明病不应见迟脉，今脉迟明是中气虚寒，腑阳失乾健③之常，食难用饱，理所必然。饱则发烦头眩者，以谷之精气化为湿浊，填满胃中，饱则愈增其壅也。小便难者，清气不行也，湿浊与谷气日相酝酿，而谷疸成矣。设不知而误下之，将腹满如故，而脏气益伤何也？迟为阴脉，太阴总无可下之理也。按此证仲景只以"脉迟"二字以严戒谨之意，而不言治法，然治法亦可想见矣。先开太阳以泄脾湿，五苓法可也。继温脏气以醒胃阳，理中法可也，是在学者变而通之耳。

---

① 决撒：决裂。
② 留：原作"苗"，据《读本》改。
③ 乾健：谓天德刚健。

夫病酒黄疸，必小便不利，其候心中热，足下热，是其证也。

酒黄疸者，或无热，清言了了①，腹满欲吐，鼻燥，其脉浮者先吐之，沉弦者先下之。

酒疸，心中热欲吐者，吐之愈。酒疸下之，久久为黑疸，目青面黑，心中如啖蒜薤状，大便正黑，皮肤爪之不仁，其脉浮弱，虽黑微黄，故知之。

此四条详叙酒疸之病情并治例也。前言心中懊憹而热，不能食欲吐，为酒疸之的证。然其候尚不止此也。当其湿热壅结中焦，天气不降，则小便不利，有似谷疸；地道不通，则足下热蒸，有似女劳。惟心中热为酒疸所独耳，然亦有不必心中热而自清言了了者，亦不必足下热而但见腹满欲吐、鼻燥等候者。夫腹满欲吐、鼻燥，兼见三焦俱受邪阻，病机最难执一，是必凭之于脉，视其邪之高下而施治法。脉浮为邪盛于上，宜先吐以发越之。脉沉弦为邪实于下，宜先下以疏泄之。先者，以尚有不尽之病情，渐次调治也。盖酒疸本属上焦病，凡一见心中热欲吐，便是上焦邪郁，有上越之机，惟乘机以利导之，一吐而愈矣。若至下法，最不可不详慎。设脏气虚寒而泛投攻夺，阴邪上逆，较诸女劳肾伤滋甚，故久久亦为黑疸，并至目青面黑，大便正黑，皮肤搔之不仁，荣伤邪陷，一至于此，女劳中无是症也。乃其心中仍如啖蒜茸状，是正气虽伤而郁热仍在也。按其脉浮弱，浮为热壅而浮，弱为正虚而弱。又其色黑中微黄，正是邪郁不解之征，与女劳之但额上黑者自异。然证虽异，而治要不外清郁热和脏阴方法。仲景不另出方，欲学者以三隅反也。

---

① 清言了了：《方论》作"靖言了"。

师曰：病黄疸，发热烦喘，胸满口燥者，以病发时，火劫其汗，两热所得，然黄家所得，从湿得之，一身尽发热而黄，肚热，热在里，当下之。

前证酒疸，因误下伤阴，变证滋甚。此条黄疸因误汗动阳，火热益炽，对待而观，正未可轻言汗下也。盖凡疸证本乎胃家湿热，原非表分之邪，今何以发热烦喘，胸满口燥兼见，似乎表里反成燥热。盖由病起之时，失于清利而反火劫其汗，火劫之热与蕴伏之热，两相熏灼，有不一身尽热而黄得乎。然究其原，本乎湿，故虽发热在表，而肚热仍为在里，里热宜下，不可以发热而更议解表也。

脉沉，渴欲饮水，小便不利者，皆发黄。

腹满，舌痿黄，躁不得睡，属黄家。

此二条据脉与证而见黄疸将成之验也。湿滞于里，脉必自沉，乃何以脉沉而反渴欲饮水？明是湿与热搏，津液不奉所致。兼之小便不利，膀胱无气以化，水与湿热相蒸，焉得不发黄。若见腹满，太阴湿胜也。舌色痿黄，阳明热盛也。脏腑湿热交蒸，以致躁必不得卧，又焉得不发黄。要之上条渴饮便闭，宜先清上焦。下条舌黄不卧，宜开泄中焦，如是黄俱不成矣。痿黄舌上黏腻，褐色之苔也。

黄疸之病，当以十八日为期，治之十日以上瘥，反剧为难治。

黄属土色，疸为土病，土以十八日寄旺于四季，故合土旺之数，而以十八日为病退之常期。治之十日以上瘥者，乘其旺而夺之也。反剧为难治者，谓土位已过，则本气自虚而邪尚缠绵不解，攻之恐不胜任，补之适以养恶，故曰难治。然非不治也，当临证消息矣。

疸而渴者，其疸难治；疸而不渴者，其疸可治。发于阴部，其人必呕；阳部，其人振寒而发热也。

此条以渴不渴验邪之浅深，以呕与寒热分病之表里。盖疸本郁热，郁久热深，津液必耗，故以渴为病深而难治，不渴为病浅而易图也。阳部、阴部，主上下半身言。发于阳部、发于阴部者，谓黄或从上起，或从下起也。邪阻里分，故主呕逆。邪阻表分，故主寒热也。

谷疸之病，寒热不食，食即头眩，心胸不安，久久发黄，为谷疸，茵陈蒿汤主之。

谷疸本属胃病，首章推原脉紧为伤脾。而食谷即眩，次又推原脉迟为脏寒。饱则发烦头眩，是不食。食即头眩，是谷疸之确候也。阳明病，始先恶寒，后即发热，今寒与热俱，正属肌肉间之郁邪交争之象，非有表邪也。心胸不安，即烦满之互词也。久久发黄，见病由渐而成，非若正黄疸之时日可稽①矣。药用茵陈清散湿热为君，栀子解结热，大黄导郁滞，内外清彻，上下分消，为治阳明湿热之主方。

茵陈蒿汤方

茵陈蒿六两　　栀子十四枚　　大黄二两

三味，以水一斗，先煮茵陈，减六升，内二味，煮取三升，去滓，分温三服。小便当利，尿如皂角汁，色正赤，一宿腹减，黄从小便去也。

黄家，日晡所发热，而反恶寒，此为女劳得之。膀胱急，少腹满，身尽黄，额上黑，足下热，因作黑疸。其腹胀如水状，大便必黑，时溏，此女劳之病，非水也。腹满者难治。消矾散②主之。

---

① 稽：考核，考察。
② 消矾散：《方论》作"硝石矾石散"。

女劳证象，前已举其大略矣。而此复从诸黄中细别其病象，而出治法也。前云薄暮，而此云日晡，统申酉时言之。以膀胱为肾之府，脏邪致祸于脐①，申时气血注膀胱，故发热恶寒。然寒在皮肤，热在骨髓，至薄暮而但手足中热可知矣。日晡寒热有似乎疟，而不知非疟也。此阴气伤极，女劳成疸，始基之证象也。其膀胱急，少腹满，足下热，必兼见病气，全盛于少阴所旺之时。病情俱着于少阴所主之地，虽一身尽黄，而额上自黑也，渐次而黑反周身，不止于额上矣。且大便黑、时溏，肾邪横逆，殃及肠胃，并不止于皮毛肌肉间矣。腹胀如水，而实非水，止以女劳伤肾，肾邪充斥，而中土俱为壅滞。腹满难治者，太阴为少阴之堤防，其气亦伤，水土平治，不易为力也。治以消矾散，以消能破滞，足以泄土中之瘀塞；矾可降浊，足以澄肾家之积秽，且气味酸咸直走少阴，清热去瘀；助以大麦粥汁，和中渗湿，使肾邪消散而正气无伤，功用最神。病从大小便去，盖消石利大便，矾石利小便，分道奏绩②也。

消矾散方

消石矾石烧，等分

为散，大麦粥汁和服方寸匕，日三服。病从大小便去，小便正黄，大便正黑，是其候也。

酒疸③，心中懊憹或热痛，栀子大黄汤主之。

心中懊憹，本酒疸的证，今至热痛，则中焦之实热壅结异常，邪实利于速攻。栀子、淡豉以发越上焦，则无形之懊憹可解。枳实、大

---

① 脐：日抄本作"脐"。
② 奏绩：取得成绩，建立功绩。
③ 疸：此前《方论》有"黄"字。

黄以疏涤中焦，则有形之实痛自除，治极明畅。

栀子大黄汤方

栀子十四枚　大黄一两　枳实五枚　豉一升

以水六升，煮取二升，分温三服。

诸病黄家，但利其小便，假令脉浮，当以汗解之，宜桂枝加黄芪汤方见水气主之。

黄本乎湿，则利小便，其正治也。但湿脉主沉，今不沉而浮，明是风淫于表，与皮毛间之湿邪搏结不解，蒸发为黄，是邪已有外达之机。若利小便，徒伤津液耳。故用桂枝汤和营卫以解表，加黄芪助正托邪，俾风邪与湿俱从微汗而解。此黄疸中表虚挟邪者之治法。

诸黄，猪膏发煎主之。

此燥热结于下焦血分，肠胃干枯，壅积为黄也。猪脂利肠胃，直走少阴，以滋燥结之源。乱发通血络，直走厥阴，以泄水道之阻。迨小便利而燥气开，胃气自和矣。按仲景于妇人阴吹，亦主此方，注曰此谷气实也。盖大肠主津液，津液既亏，大肠之气痹而不用，而胃家所受之谷气，壅塞而无所输泄，妇人以冲任为用，只得斜趋小肠，结于前阴而为阴吹。因以猪膏之滑润，下通督脉者，开大肠之痹为君。而用乱发之下通冲任者，直抵前阴引结气而还归于故道，俟大肠气通而阴吹自愈矣，是以猪脂为主，而以发为使也。此则阴液素虚而燥邪结于膀胱血分，小溲不通，手足阳明之气愈为壅滞。若用大黄下之，则阴液益耗，燥气益坚，变患滋甚矣。惟以专入血分之乱发，消瘀利水为主，而以最滑利之猪脂，流动胃家积气，从乱发前趋于水道而出，是以发为主，而猪膏为使也。一方两用，所治异途，而所主之理如此。

猪膏发煎方

猪膏半斤　乱发如鸡子大三枚

二味，和膏中煎之，发消药成，分再服，病从小便出。

黄疸病，茵陈五苓散主之。

利湿清热，此治正黄疸之法也。

茵陈五苓散方

五苓散见痰饮。

茵陈蒿末十分　五苓散五分

二味，和，先食饮服方寸匕，日三服。

黄疸，腹满，小便不利而赤，自汗出，此为表和里实，当下之，宜大黄消石汤。

此治黄疸之三焦实热者，腹满，小便不利而赤，里实明矣。自汗出，表气和矣。实热宜于急下，因用大黄、消石合解中焦之实热，栀子清彻上焦之实热，黄柏苦泄下焦之实热，三焦分清，里气和而黄退矣。

大黄消石汤方

大黄四两　黄柏四两　消石四两　栀子十五枚

以水六升，煮取二升，去渣，内消更煮，取一升，顿服。

黄疸病，小便色不变，欲自利，腹满而喘，不可除热，热除必哕。哕者，小半夏汤方见痰饮中主之。

此黄疸中之中气虚寒者。小便色不变，非时下无壅热，并见虚寒之象，乃自利，腹满而喘，是浊邪横逆，清气不运使然。医者误认腹满而喘为实热，反以寒药除之，益致胃败而为哕。且以小半夏汤温通上焦，以止逆除哕，而后渐次调理脾胃可也。

诸黄，腹痛而呕者，宜柴胡汤。必小柴胡汤。方见呕吐中

呕为少阳的症，而兼之腹痛，是风木郁极，脾胃均受戕贼①，发见为黄，是必用本经之药，以和解之，则小柴胡即治黄之方也。

男子黄，小便自利，当与虚劳小建中汤方见虚劳中。

小便自利，则内无湿热可知，明是荣卫虚里（批注：恐里是衰误）。中气不能和畅而为痿黄耳。舍小建中又何法乎？然在妇人或由血分郁气，正未可知，故另揭男子黄别之也。以上二条并非正黄疸，只是病情相似而治实相悬如此。

附方

瓜蒂汤方方见暍病中

治诸黄，脉浮欲吐者宜之。

《千金》麻黄醇酒汤方 治黄疸，发于阳部，无汗恶寒，脉浮紧者。

麻黄三两

以美酒五升，煮取二升半，顿服尽。冬月用酒，春月用水煮之。

---

① 戕（qiāng 羌）贼：伤害；残害。

惊悸吐衄下血胸满瘀血病脉证治第十六

寸口脉动而弱，动即为惊，弱即^①为悸。

因物所感则为惊，神虚怵惕则为悸。分言之，似有动静虚实之别，而惊则未有不悸，悸则未有不易惊者，其源流自属一致。仲景独取寸口，以"动而弱"三字，绘出惊悸之脉象，而仍分疏之。曰何以知其为惊？以其脉之厥厥动摇也。何以知其为悸？以脉动之中而自软弱也。则脉之动而弱必兼见，则症之惊与悸，亦相因而主，此自然之理也。后条只言心下悸，而惊在其中矣。

师曰：尺脉浮，目睛晕黄，衄未止，晕黄去，目睛慧了，知衄今止。

衄为清道之血，从督脉由风府，贯顶下鼻中，此由肾阴独损，肝挟相火妄行，冲激经血所致，故尺脉独浮。浮者，火不归藏之微（批注："微"恐是"徵"）也。目睛属肝，肝阳纵甚，直逼阳明，故见晕黄。尺浮晕黄，阴火正炽，知衄未肯止也。迨晕黄已去，目睛清白，则阴火潜藏而衄自止矣。可见病在上者，治在下焦也。

又曰：从春至夏衄者太阳，从秋至冬衄者阳明。

上言肝肾之火迫阳经之血，上溢而为衄。此言阳经亦自有所主之候，可因时以立治法也。春夏之阳在外，太阳司开而主外，故春夏之衄属太阳。秋冬之阳在里，阳明司阖而主里，故秋冬之衄属阳明。不言及三阴者，以衄乃清道之血，非阴经之所主也。不言及少阳者，以少阳行身之侧，不能贯顶下鼻中也。故以太阳、阳明分主四时。

衄家不可汗，汗出必额上陷，脉紧急，直视不能眴，

---

① 即：《方论》作"则"。

不得眠。

汗乃心液，既衄复汗，则荣血愈竭，额上属心部，无血充盈，必枯焦而下陷矣。脉紧急者，血不荣经，如鱼失水而强急也。目睛得血而转动，直视不眴不眠，阴气已脱，虚阳上扰之象，已成危候矣。仲景恐人以衄为阳经之病而误用汗法，故深戒之。

病人面无色，无寒热，脉沉弦者，衄；浮弱，手按之绝者，下血；烦咳者，必吐血。

此条病机在面无色、无寒热上见。盖人身之气血，上呈于面。若平人并无寒热表邪，而面忽夭然无色，则知其荣气亏损而为亡血之征矣。然亡血不一其途，而脉象亦自殊致①。如面无色而得沉弦之脉，沉为卫气伏，弦为卫气结，寸口沉弦，其尺脉反浮可知，正是上焦清气虚而且痹，而下焦阴火上干之象，血走清道而为衄，所必然也。若面无色，又无寒热，而脉得浮弱，甚至于按即绝，虚阳无附，里气告亡（批注："亡"当"匮"字讹）。如此，则脏家之阴何所统摄乎！必主下血无疑也。若得浮弱之脉而上见烦咳，烦属心，咳属肺，是虚阳浮动，血随咳逆而吐出矣。三条俱从无寒热上断之，若有寒热，自当以客邪论之矣。

夫吐血，咳逆上气，其脉数而有热，不得卧者死。

凡吐血，必由中虚阳运失常所致，故咳逆上气在所不免。假令脉不数，则血尚足荣养经络，或可用甘温之品以止逆下气，使血归经。今脉数躁热，夜不得卧，阴脱阳离，下焦之逆气奔迫不返矣，尚安望其生乎。

夫酒客咳者，必致吐血，此因极饮过度所致也。

---

① 殊致：异样，不一致。

卷
下

一
三
一

极饮过度，阳明热极，肺被湿热熏蒸，因咳而吐血，则但绝饮以杜其源，除胃热、清肺气而咳自止矣。

寸口脉弦而大，弦则为减，大则为芤，减则为寒，芤则为虚，寒虚相搏，此名为革，妇人则半产漏下，男子则亡血。

解见虚劳篇中。总之虚家全以里气为主，妇人半产，男亡血，无不由于里气之虚寒，故脉见弦大。外若有余，而减芤即在其中，里实不足也。名之曰革，有外强中干之象。

亡血不可发其表，汗出即寒栗而振。

汗本心液，亡血复汗，心营失守，有不寒栗而振乎。

病人胸满，唇痿，舌青口燥，但欲漱水，不欲咽，无寒热，脉微大来迟，腹不满，其人言我满，为有瘀血。病者如有热状，烦满，口干燥而渴，其脉反无热，此为阴伏，是瘀血也，当下之。

二条辨瘀血之见证，微有浅深不同，而为治则一。盖荣血主于上焦，瘀阻则气道不利，故胸满为有瘀血者所同。荣气不能贯充，故唇痿舌青口燥也。漱水不欲咽者，以血瘀胸满，自不容水也。血阻营络，无干卫阳，故无寒热。诊其脉微大来迟，大为芤象，迟属涩象，营气内痹可知。乃腹不满而自觉为满，以血壅在里，非若气壅在外故也，主有瘀血无疑。烦满口干燥渴，热状见矣，而脉仍微大来迟之象，并无热脉，是证象似热而脉象虚寒，其为血分瘀滞，伏而不流显然。治法惟有急下以鼓荡其营液，使决利壅塞而川流自若矣。

火邪者，桂枝去芍药加蜀漆龙骨牡蛎救逆汤主之。

此言火邪之治法也，证具伤寒门。一伤寒脉浮，医以火迫劫之，亡阳，必惊狂起卧不安。一太阳病，以火熏之，不得汗，其人必躁，到经不解，必便血，名为火邪。是亡阳致惊与劫阴涸血，均因火而反致邪结，故曰火邪也。仲景证列于伤寒中，见邪之所由来也。一载于奔豚例中，见亡阳所以致惊也，而方又列于血证例中，见惊亦发于荣气伤也。而治总归于救逆，以桂、甘、姜、枣调和荣卫为主。盖甘温之品，可以匡扶正气于无形，即可以温养荣阴于有象。因火邪结，佐以蜀漆开之。因火致逆，臣以龙、牡分道以辑宁之。如是则阳和阴畅，而神明安堵①矣。

桂枝救逆汤方

桂枝三两　生姜三两　甘草二两，炙　牡蛎五两，熬　龙骨四两　大枣十枚　蜀漆三两，洗去腥为末

以水一斗二升，先煮蜀漆，减二升，内诸药，煮取三升，去滓，温服一升。

心下悸者，半夏麻黄丸主之。

此为平人，并无诸虚不足证象，而但心下悸者，当责其有痰饮也。半夏、麻黄专发越上焦蕴伏之痰邪，故主之。然为剂甚小而服法最缓，以久伏之邪难以骤除耳。

半夏麻黄丸方

半夏　麻黄等分为末，炼蜜和丸小豆大，饮服三丸，日三服。

吐血不止者，柏叶汤主之。

血随气溢，妄行无度，上崩欲脱矣。故以柏叶之性味苦涩，气体

---

①　安堵：安定；安居。汉·陈琳《檄吴将校部曲文》："百姓安堵，四民反业。"

轻清，为功高脏者，入阴降逆为君；艾叶芳香气温，通行十二经络，以引血归经为臣；然血中妄行，正由中气虚寒不能统摄所致，干姜温起中阳以奠定也；然气味辛温，易致上僭，使以马通①之咸润，导之下行，诚至当至神之方也。《千金方》有阿胶三两亦佳。但近日无真阿胶，徒增粘腻耳。

柏叶汤方

柏叶三两　干姜三两　艾三把

以水五升，取马通汁一升合煮，取一升，分温再服。

下血，先便后血，此远血也，黄土汤主之。

脾土虚寒，不能统血，以致下血，病不在大肠，故先便而后血也。脾居中土，去肛门远，故为远血。灶心黄土，火土合德，气味甘温而性收涩，足以温脾脏固阴气，用以为君。且佐以术、附，亦火土合德，以生扶脾土，虚寒有不顿解乎！然血主濡之，药过温燥，又恐伤阴，故用阿胶、地黄、黄芩、甘草，以清养诸脏腑之阴，使无所伤，合成既济之功，故又主吐衄。

黄土汤方　亦主吐衄

甘草三两　地黄三两　白术三两　附子三两，炮　阿胶三两　黄芩三两　灶心黄土半斤

以水八升，煮取三升，分温三服。

下血，先血后便，此近血也，赤小豆当归散主之方见狐惑中。

---

① 马通：马屎。《本草纲目·兽一·马》："马屎曰通，牛屎曰洞，猪屎曰零，皆讳其名。"

湿热盛于大肠，与血相搏，即聚于肛门之间，故先血后便，病在下焦，乃为近血。赤小豆清血中之湿热，当归引血归经，亦乘机利导之法也。

心气不足，吐血、衄血，泻心汤主之。

心为邪热所客，耗伤荣气，以致吐衄。邪有余，即属正不足也。舍三黄之苦寒，以涤热宁心，损有余即以补不足，一举两得矣。

泻心汤方 亦治霍乱。

大黄二两　黄连一两　黄芩一两

以水三升，煮取一升，顿服之。

按前奔豚吐脓，惊悸火邪，仲景四部病合论，而下只有奔豚证治，而下三证俱缺。此篇详吐衄下血，反叙惊悸脉象一条，治法一条，并火邪治法一条。吐脓于呕吐篇首例治例一条，意者其有错简耶？殆尚有缺文，未及考耶？沿习已久，未便遽为改定，学者融会贯通可也。

呕吐哕下利病脉证治第十七

夫呕家有痈脓，不可治呕，脓尽自愈。

因痈生脓，因脓作呕，胃有痈脓，则但当治痈，不可治呕明矣。仲景恐人因呕治呕，愈伤阳明络分，故以不可治呕警之。脓尽则毒散，不治呕而呕止矣。

先呕却渴者，此为欲解；先渴却呕者，为水停心下，此属饮家。呕家本渴，今反不渴者，以心下有支饮故也，此属支饮。

邪在上焦则致呕，邪去液伤则致渴，故先呕而后渴，为邪解之征。如先见病渴，渴必多饮，以致水停心下而作呕，非呕本症也，故曰此属饮家。言当除暂聚之饮，不可治呕也。若心下本有支饮，亦能致呕，但深固之邪不能与呕俱出，故本当渴而反不渴。此属支饮，言但当治支饮而不必治呕矣。合出二条，以见治病当求其本也。

问曰：病人脉数，数为热，当消谷引饮①，而反吐者，何也？师曰：以发其汗，令阳微，膈气虚，脉乃数，数为客热，不能消谷，胃中虚冷故也。脉弦者虚也，胃气无余，朝食暮吐，变为胃反。寒在于上，医反下之，令②脉反弦，故名曰虚。

吐属阳明，阳明以阳为主，一有所伤，变现杂出。仲景细原其脉证，以明中气虚家，不可妄行吐下之戒也。如数脉本热，热宜消谷引饮，而何以反吐，吐则属于胃寒矣。不知彼本因胃中虚冷致吐，乃医者不行温中方法而反汗之，益令上焦荣卫之气交微，而阳气自虚，下焦之客气反致动膈，而脉乃数矣。是数因客热，客热乌能消谷耶？吾见胃中之虚冷，滋甚而脉数不解也，此时而急温之，挽回尚易。乃医者更用下法，以伤其脏真。阴寒上逆，胃阳削尽无余，以致不能消谷者，变为胃反，而朝食暮吐，脉之数者，反变为弦。弦则为减，中气减去，而阴邪扰攘，难以究诘③，虚虚之祸，可胜言哉！

寸口脉微而数，微则无气，无气则荣虚，荣虚则血不足，血不足则胸中冷。

---

① 饮：《方论》作"食"。
② 令：《方论》作"今"。
③ 究诘（jié 洁）：追问原委。

此系追原①胃中虚冷之所由然。盖中部虚冷，未有上焦营卫之气不先虚者，故必先取之寸口。今微而数，微为阳弱而微，数为阴伤而数，营卫交虚，其何以温胸中而实元阳乎。

跌阳脉浮而涩，浮则为虚，虚则伤脾，脾伤则不磨，朝食暮吐，暮食朝吐，宿谷不化，名曰胃反。脉紧而涩，其病难治。

此条追原胃反之所由成，故脉独责之跌阳。胃气虚则脉浮，脾气虚则脉涩，既浮且涩，中气虚极，何以消磨水谷耶。此叙胃反将成之脉象也，迫宿谷不化，而胃反成矣。脉之浮者变而为紧，紧为阴寒，犹前条之数变为弦也，阳尽去而阴寒独存，将见脾既不能化谷，而阴寒弥漫于上，三焦绝无火化，在上为格，在下必为关矣。晦蒙否塞尚可轻言治哉！虚则伤脾，"虚"字疑是"涩"字。

病人欲吐者，不可下之。

此总为吐家而设大戒，非特指胃反言也。

哕而腹满，视其前后，知何部不利，利之即愈。

哕近于呕而稍轻，即俗所谓恶心也，邪在胸膈之象。邪既在上，何以病见腹满，是必里有实邪不去，以致逆攻上膈而为哕。惟视其前后，如小便不利，用导水法；大便不利，用通幽法②。如是则满随利减，而哕亦随止矣。以上条吐象禁下，故举此以别异之也。

呕而胸满者，茱萸汤主之。

呕多本乎中虚，然至胸满，是必下焦厥逆之气上冲胸膈所致，以肝主呕逆故也。故以茱萸之辛专走厥阴者，以泄其逆满，而以人参、

---

① 追原：追根问底。
② 通幽法：即通利大便治法，如《兰室秘藏》有通幽汤。

姜、枣温中养正，共建止呕散逆之殊勋。

吴茱萸汤方

吴茱萸一升　人参三两　生姜六两　大枣十二枚

以水五升，煮取三升，温服七合，日三服。

干呕，吐涎沫，头痛者，茱萸汤主之。

前条胸满，阴邪已犯膈矣，而此更至于头痛，阴邪循经直攻巅顶，上中两焦毫无拦阻，其虚寒何等！由是而干呕，以肝主呕逆，胸中并无物也。且吐涎沫，正上焦有寒，其口多涎也，故亦主茱萸汤，以扶阳降逆。

呕而肠鸣，心下痞者，半夏泻心汤主之。

痞塞心下，肺与大肠之气不相贯通，得呕则肺气少开，故大肠应之而鸣也，不呕则随闭矣。盖因中气虚里（批注："里"恐是"衰"误），浊邪搏结所致。故以人参、甘、枣以补其中气，姜、半之辛以开痞结，芩、连之苦以降逆满，祛邪养正，功效甚神。名曰泻心，谓泻心下之客邪，而非实泻心家之荣气也。

半夏泻心汤方

半夏半斤，洗　黄芩三两　干姜三两　人参三两　黄连一两　大枣十枚　甘草三两，炙

以水一斗，煮取六升，去滓，再煮取三升，温服一升，日三服。

干呕而利者，黄芩加半夏生姜汤主之。

此太少二阳合病之治法也。少阳居表里之半，阳邪传入，郁而不宣，出乎阳则呕，入乎阴则利，干呕而利，表里俱有。故用黄芩汤以

清彻扰里之阳邪，加姜、半以开散上出之阳邪也。

黄芩加半夏生姜汤方

黄芩三两　甘草二两，炙　大枣十二枚　芍药一两　半夏半升　生姜三两

以水一斗，煮取三升，去滓，温服一升，日再夜一服。

诸呕①，谷不得下者，小半夏汤主之（方见痰饮中）。

呕而主于谷不得下，胃为痰邪壅逆，不复能容谷矣。小半夏功专开痰降逆，故主之。

呕吐而病在膈上，后思水者解，急与之。思水者，猪苓散主之。

病在膈上宜吐，吐后思水，为邪解之征，急与水，以涤其余邪，诚为良法。然使思水不已，正恐宿饮去而新水复停，再致呕吐缠绵无已也。故以猪苓之利水为君，茯苓渗上焦之水，白术燥中焦之水，兼能生津止渴，活泼泼地臻于太和②矣。

猪苓散方

猪苓　茯苓　白术各等分

杵为散，饮服方寸匕，日三服。

呕而脉弱，小便复利，身有微热，见厥者，难治。四逆汤主之。

---

① 呕：此后《方论》有“吐”字。
② 太和：天地之间的冲和之气。此处指人体的平和状态。

脉弱小便利，甚至见厥，里气虚寒极矣。虽微热而呕，尚有表邪，然不可治表，亦不可仅止呕也，故曰难治。惟以四逆汤温起下焦之元阳，使阴寒消散，表自解而呕自止矣。

四逆汤方

附子一枚，生用　干姜一①两半　甘草二两，炙

以水三升，煮取一升二合，去滓，分温三服。

呕而发热者，小柴胡汤主之。

呕而发热，全是少阳半表里证，故主小柴胡为的治也。

小柴胡汤方

柴胡半斤　黄芩三两　人参三两　甘草三两　半夏一升

生姜三两　大枣十二枚

以水一斗，煮取六升，去滓，再煎取三升，温服一升，日三服。

胃反呕吐者，大半夏汤主之。

胃反呕吐，则朝暮吐逆矣，非特胃气败坏，并致胃汁枯竭。计惟有降逆、扶正、滋燥三法并施，庶克有济②。爰用半夏止呕逆，人参扶正气，而以极甘润之白蜜与水扬之二百四十遍，去其③黏腻之质，而独取其甘润之性，使枯槁之胃得润则苏，逆上之气得甘自缓也，立法最神。

---

①　一：原脱，据《方论》补。

②　庶克有济：差不多能够有疗效。庶，几乎、差不多。克，能够。济，原意指渡河，引申为成就、功绩。《尚书·君陈》："必以忍，其乃有济。"

③　其：原作"正"，据《读本》改。

大半夏汤方

半夏二升，洗　人参三两　白蜜一升

以水一斗二升，和蜜扬之二百四十遍，煮药取二升半，温服一升，余分再服。

食已即吐者，大黄甘草汤主之。

食已即吐，非胃反证也。胃反病在下脘，因无阳气化谷，故食久反出。今即吐，明有实邪壅阻中脘，不能容谷。若邪阻上脘，并不能食矣。阳明邪实，理宜攻夺。大黄、甘草苦能泄闭，甘能养正，故主之。

大黄甘草汤方

大黄四两　甘草一两

水三升，煮取一升，分温再服。

胃反，吐而渴，欲饮水者，茯苓泽泻汤主之。

此与前条吐后思水义同，而病实异也。前条思水，病邪已解。只恐水气浸淫，反增滋蔓，故但用猪苓散利水而已，了无余义。若此因胃反吐后而渴，则非特胃汁伤极，而胃气之颠复滋甚。设更加水逆，中阳无振起之日矣。故特用桂枝、生姜宣通上焦之清阳，兼止吐逆；白术、甘草甘补生津，以安中土；茯苓渗上焦之水，泽泻泻下焦之水，且导病气下行，亦至当不易之方法也。

茯苓泽泻汤方《外台》治消渴脉绝，胃反者，有小麦一升。

茯苓半斤　泽泻四两　甘草二两　桂枝二两　白术三两
生姜四两

以水一斗，煮取三升，内泽泻，再煮取①二升半，温服八合，日三服。

吐后，渴欲得水而贪饮者，文蛤汤主之。兼主微风脉紧、头痛。

渴不为水减，并至贪饮，是上焦之客热为水邪所郁。饮愈多，则郁愈甚，故渴不已也。文蛤咸寒，以之清结热、利水道为主，佐以越婢汤发越上焦郁蒸之气，俾水邪蕴热表里分解，功用极神。兼治微风脉紧头痛者，盖太阳风寒两伤，亦须表里清散也。

文蛤汤方

文蛤三两　麻黄三两　甘草三两　生姜三两　石膏五两
杏仁十五粒　大枣十二枚

以水六升，煮取二升，温服一升，汗出即愈。

干呕吐逆，吐涎沫，半夏干姜散主之。

干呕、吐涎沫，属于上焦有寒矣。但前条有头痛，则主茱萸汤，以中虚厥气上逆，非直泄厥阴以和阳明，呕逆不除也。此则惟增吐逆，吐属阳明，胃家之阴寒时（批注：时当是特）甚，则但温中降逆，而吐逆自止矣，半夏干姜为的治也

半夏干姜散方

半夏　干姜等分

杵为散，取方寸匕，浆水一升半，煎取七合，顿

---

① 取：原脱，据《方论》补。

服之。

病人胸中似喘不喘，似呕不呕，似哕不哕，彻心中愦愦然无奈者，生姜半夏汤主之。

痰邪上阻气分，清明蒙蔽，故见种种无奈景象。姜可通神明，祛秽浊，故以为主。但取汁者，流动益神也。佐以半夏降逆，即变小半夏之节制矣。

生姜半夏汤方

生姜一斤　半夏半斤

以水三升，煮取半夏二升，内生姜汁，煮取一升半，小冷，分四服，日三夜一，呕止停后服。

干呕，哕，若手足厥者，橘皮汤主之。

上中两焦为浊邪闭塞，欲吐不能，故但干呕而时哕也。若，似也。清气不布，手足似厥而非真厥也。橘皮、生姜辛温开散，结邪自解矣。

橘皮汤方

橘皮四两　生姜半斤

水七升，煮取三升，温服一升，下咽即愈。

哕逆者，橘皮竹茹汤主之。

不能呕而但哕逆，则病独在中焦，以胃气虚弱，而下焦之浊邪上逆所致，清可去浊，橘皮、竹茹、生姜是也。补可去弱，人参、甘草、大枣是也。不偏不倚，为虚家止呕之神方。

橘皮竹茹汤方

橘皮一斤　竹茹二升　大枣十二枚　生姜半斤　甘草五两，炙　人参一两

以水一斗，煮取三升，温服一升，日三服。

夫六腑气绝于外者，手足寒，上气脚缩，五①脏气绝于内者，利不禁，下甚者，手足不仁。

此泛言脏腑内外之别，以见利为脏病，而所关尤重也。夫人身六腑为阳，阳主卫外，而运行手足，荣贯三焦。如六腑受邪，则卫外之气机不利，而乾健之理歇绝②，由是手足恶寒，阳不运也。上气脚缩，郁阳不伸也。夫腑阳为病气阻绝，其外状如此。若五脏属阴，阴至（批注："至"恐是"主"讹）内守，脏真受邪，则内守之真元不固，若决堤防而纲维之理衰绝，由是下利不禁，肾关弛也。且下甚而手足不仁，营亏不充四肢也。脏阴为病气阻绝，其内象如此，可见利为脏病，治法尤宜详慎。仲景揭明于前，以严戒谨之意。按"气绝"两字，当作病气隔绝论。若真阴阳气绝，岂止手足寒与不仁哉。

下利脉沉弦者，下重；脉大者，为未止；脉微弱数者，为欲自止，虽发热不死。

上言下利为脏病，故里急后重，脉主沉弦，沉与弦皆阴脉也。邪有盛衰，故脉有大小。大即沉弦中之大，微弱即沉弦中之微弱，大为邪盛，微弱为邪衰，数为阳脉，凡阴病得阳脉者生，故虽发热不死也。

下利，手足厥冷，无脉者，灸之不温，若脉不还，反

---

① 五：原作"吾"，据日抄本及文义改。

② 歇绝：停止，断绝。

微喘者死。少阴负趺阳者，为顺也。

下利而至厥冷无脉，真阳欲绝矣。所以追元阳而通脉者，莫捷于灸，如灸关元、厥阴等穴。而手足不温，脉不还，反加微喘，则阴气已从下脱，而无根之阳反从火气奔腾于上，下竭上脱，生气绝矣。盖肾为水脏，主闭藏，邪扰之，则关键①不固，水邪横逆，反胜脾土而为下利。是少阴脉胜，趺阳脉负，为邪盛为逆；少阴脉负，趺阳脉胜，为邪衰为顺也。下利以脾胃为主，脾胃强，虽有贼邪，亦不驱而自去也。

下利，有微热而渴，脉弱者，令②自愈。

下利脉数，有微热汗出，令自愈；设脉紧，为未解。

下利，脉数而渴者，令自愈；设不差，必圊脓血，以有热故也。

下利，脉反弦，发热身汗者，愈。

下利气者，当利其小便。

下利，寸脉反浮数，尺中自涩者，必圊脓血。

脏病以传腑为轻，故以脉见弱数，身有微热为向愈之征。但邪有浅深，热有微甚，故合出六条以辨之。谓下利本属阴邪在里，得阳胜，则邪达于表分而利自止，故身有微热为里邪达表也。渴为上焦阳气胜也，兼之脉弱，已得阳和之象，利可弗治而自愈矣。若有微热而更汗出，则表气已和，脉数亦为阳胜之征，故亦主自愈。然使脉数之中兼见紧象，则里寒尚未解也，不可云令自愈也。脉数而渴，阳胜之

---

① 关键：原指门闩或关闭门户的横木，常比喻事物最关紧要的部分。此处喻肾主水的功能。

② 令：《方论》作"今"。

象，利自当愈。然使当愈不愈，阳气过盛，必致热伤脏阴而圊脓血矣。下利本脉沉弦，今有发热身汗之表，脉不当弦而反弦，则在里之阴邪有欲从表散之象，脉必不沉可知，故亦主愈也。二肠为传送之官，膀胱不司气化，小肠水道混入大肠而为利。其利时先多失气者，正以气化紊乱所致也，但利小便而清浊自分矣。寸脉主阳，尺脉主阴，浮而数，阳气有余可知。涩为血亏，阴分耗伤可知，故亦主圊脓血也。总之阴邪得阳，则化而阳甚，又有扰之虑，不可不审也。

下利清谷，不可攻其表，汗出必胀满。

前六条乃阳经传入之邪，故以发热汗出为自愈。此条乃直中阴经下利，故以攻表汗出为大戒。盖下利清谷，脏中全无火化，再攻其表，益致汗出阳亡，阴邪之散漫，将何所究竟乎。

下利，脉沉而迟，其人面少赤，身有微热，下利清谷者，必郁冒汗出而解，病人必微厥，所以然者，其面戴阳，下虚故也。

三阴下利，总以达表为邪解。脉沉迟，手足微厥，少阴虚寒甚矣。而其汗解之机，全在面少赤、身微热上见，何也？少阴与太阳为表里，身热正见邪转太阳之机，故知其必汗解也。其所以必郁冒者，由其微阳独戴于面也。所以必微厥者，由于下虚不能温养四肢故也。

下利后脉绝，手足厥冷，晬时脉还，手足温者生，脉不还者死。

下利脉绝肢厥，阳气欲绝矣。所望尽日之时，一阳来复，脉还、手足温则生。如晬时而脉不还，则元气竟绝矣，又安冀其生耶！

下利，腹胀满，身体疼痛者，先温其里，乃攻其表。温里宜四逆汤，攻表宜桂枝汤。四逆汤见前。

腹胀满为邪在里，身疼痛为邪在表，表里合邪而见下利，则以里气为急，表里俱用温法，以下利本脏寒故也。

桂枝汤方

桂枝三两，去皮　芍药三两　甘草三两，炙　生姜三两
大枣十枚

以水七升，煮取三升，适寒温服一升。须臾啜稀热粥
以助药力，温覆取微汗，不可令如水淋漓。若一服汗出，
停后服。

下利三部脉皆平，按之心下坚者，急下之，宜大承
气汤。

下利脉迟而滑者，实也，利未欲止，急下之，宜大承
气汤。

下利脉反滑者，当有所去，下乃愈，宜大承气汤。

下利已瘥至其年月日时复发者，以病不尽故也，当下
之，宜大承气汤方见痉病中。

凡邪之实者，利于速攻。如三部脉皆平，邪未伤及脏阴可知。乃
心下坚硬，明是邪实阳明，阻塞三焦之气而下利。惟急下以去其结
邪，胃和而利止也。若下利脉迟而滑，滑为邪实，则迟亦因气实而濡
滞，邪实气滞，利安能止乎。下其实，则气和而利止矣。可见滑为有
余之实脉，下利而反有余，知其所利者，只去其旁流而燥矢尚未解
也。去其所当去，惟下之而已矣。若下利已愈，至年月日时复者，世
利①亦谓之休息利，只因初病利时，漫用利药止住，而病根不拔，旧
于此时受邪者，脏气即应时相感而复利焉，下之以铲去其病根也。

---

① 利：据文义疑作"俗"。

下利谵语者，有燥矢也，小承气汤主之。

谵语燥矢，胃家实矣，而仅主小承气何哉？盖业已下利，燥实有之，恐不至于坚也。芒硝荡涤，虑伤脏真，惟以小承气苦辛降泄，使燥矢得下，胃气因和矣。

小承气汤方

大黄四两　枳实三枚，炙　厚朴三两，炙

水四升，煮取一升二合，去滓，分温二服。

下利便脓血者，桃花汤主之

此仲景治少阴下利不止，便脓血之方也。按血主乎心，心称手少阴，下利不止，营血从下奔迫，故云少阴病，非定主足少阴也。因以专走心经之赤石①脂固涩营气，使不下坠，且秉土坚凝之性，入脾以统血，则不但血不下趋，而利亦可止矣。然利本乎中寒，干姜辛温，守而不走，以领载中阳。且胃为心之子，营气已亏，必须胃气以助之，子能令母实之义，因合粳米以实仓廪，俾脾与胃冲调，利、血自已矣。方名桃花者，血和气畅，有万象回春之意也。

桃花汤方

赤石脂一斤，半全②，半为③末　干姜一两　粳米一升

水七升，煮米熟，去滓，温服七合，内赤石脂末方寸匕，日三服。若一服愈，余勿服。

热利下重者，白头翁汤主之。

---

①　石：原脱，据方中药名补。
②　全：《方论》作"剉"。
③　为：《方论》作"筛"。

阳明之热邪直通下焦阴分，阴液恐败亡，故以群队苦寒之品，以清热坚阴也。按白头翁即柴胡之头，最解阳明血分之热，兼可升少阳之清气，使不下坠；秦皮得细辛之余气，专入厥阴，苦能泄热，辛能散结，二味清中有升。黄连泻上焦而坚肠腑之阴，黄柏清下焦而坚肾脏之阴，三焦并理，交相为助，为热利下重之主方。

白头翁汤方

白头翁三两　黄连三两　黄柏三两　秦皮三两

水七升，煮取三升，去滓，温服一升，不愈更服。

下利后，更烦，按之心下濡者，为虚烦也，栀子豉汤主之。

此紧承上条热利说来，谓热利下重，已用苦寒法利止矣，乃胸中更烦，按之心下濡而不满，明是阳明未尽之余热，扰攘上焦，不必用补，亦不必更清也，但以栀、豉宣越上焦，虚烦自除矣。

栀子豉汤方

栀子十四枚，擘　香豉四合，绵裹

水四升，煮取二升，分二服，吐则止。

下利清谷，里寒外热，汗出而厥者，通脉四逆汤主之。

下利清谷而至厥逆，里寒特甚矣。乃外热汗出，似有阳胜之机，不知阴寒内盛，格越虚阳于外，将至一往不返。急以姜、附温散阴寒，使外越之虚阳得返故宅，阳回阴化，荣卫通调，故曰通脉。

通脉四逆汤方

附子大者一枚，生用　干姜三两　甘草二两，炙水三升，煮取一升二合，去滓，分温再服。

下利肺痛，紫参汤主之。

肺主上焦气分，与大肠之气相通，膈下有邪瘀阻，妨碍气通，故当下利时牵引作痛也。紫参性苦寒，能治心腹积聚，散瘀止痛，故主之。按肺痛"肺"字疑有误，否则紫参疑即紫菀。

紫参汤方

紫参半斤　甘草三两

水五升，先煮紫参取二升，内甘草，煮取一升半，分温三服。

气利，诃黎勒散主之。

气利，非前所云下利气也。上条肺气邪结而痛，此条肺气下脱而但利也。诃黎勒性涩，最能固气，故主之。

诃黎勒散方

诃黎勒十枚，煨

一味，为散，粥饮和，顿服。

附方

《千金翼》小承气汤　治大便不通，哕，数谵语（方见上）。

《外台》黄芩汤　治干呕下利。

黄芩三两　人参二两　干姜三两　桂枝一两　大枣十二枚半夏半升

以水七升，煮取三升，温分三服。

疮痈肠痈浸淫病脉证并治第十八

诸浮数脉，应当发热，而反洒淅恶寒，若有痛处，当发其痈。

师曰：诸痈肿欲知有脓、无脓，以手掩肿上，热者，为有脓，不热者为无脓。

此总论痈肿初候之脉证，与将欲成脓之征验也。脉浮数，恶寒发热，表邪甚炽，而有一定痛处，明是风热搏结营卫，气血壅阻而成痈。痈本乎热，热聚营分，则成脓矣，故即以手掩验之也。

肠痈之为病，其身甲错，腹皮急，按之濡，如肿状，腹无积聚，身无热，脉数，此为肠内有痈[①]，薏苡附子败酱散主之。

此从诸痈肿中，而就肠痈一证言之。肠，大肠也。大肠与胃俱称阳明，阳明主肌肉，肌肉赖血营养，热伤营血，故身为甲错也。腹皮急，火毒攻冲也。火本无形，初非积聚，故外状如肿而按之自濡也。以热在血分，故脉自数，而外不必发热也，肠痈之证象如此。薏苡甘寒，专利肠胃，除热胜湿为君。败酱排脓破瘀，解毒散热为臣。然痈者壅也，壅滞之气，非得辛热不开，佐以附子开散结邪，俾清热解毒之品得以奏绩也。

薏苡附子败酱散方

薏苡仁十分　附子二分　败酱五分，即苦菜

杵为末，取方寸匕，以水二升，煎减半，顿服，小便

---

① 痈：此后《方论》有"脓"字。

当下。

肿①痛者，少腹肿痞，按之即痛如淋，小便自调，时时发热，自汗出，复恶寒。其脉迟紧者，脓未成，可下之，当有血。脉洪数者，脓已成，不可下也。大黄牡丹汤主之。

以其肿在少腹，故谓之肿痈，疑是小肠痈也。小肠气通于膀胱，俱称太阳，小肠痈结，故按之即痛如淋。而膀胱之气化犯无伤，故小便自调也。发热恶寒汗出，是太阳经之病象，以无表邪，故脉不浮。而反见迟紧者，以毒滞于血中，未化成脓，当下之，使毒与血俱出，则脓亦不必成而痛自消矣。若脉洪大，则火毒迸发，血已化而为脓。惟有清托毒出，和调荣气而已，不必更用下法也。大黄牡丹汤正是脓未成时内消方，然曰服之有脓当下，则知脓已成亦未始不可服此，以尽其余邪也。

大黄牡丹汤方

大黄四两　牡丹皮一两　桃仁五十个　瓜子半升　芒硝三合

以水六升，煮取一升，去滓，内芒硝，再煎沸，顿服之，有脓当下，无脓当下血。

问曰：寸口脉浮微而涩，法当亡血，若汗出，设不汗者云何？曰②：若身有疮，被刀斧所伤，亡血故也。

此明金疮亡血之脉象也。并无表邪，而脉之浮微而涩，一似荣卫

① 肿：《方论》作"肠"。
② 曰：此前《方论》有"答"字。

两伤之象，故法当亡血或汗出使然。乃竟未当发汗者，以身有刀伤成疮，夺血自无汗也。

病金疮，王不留行散主之。

金疮为病，不由外感。只是其始也，气血向痛处奔趋；其继也，其血从痛处凝聚，因而成疮。治法止宜通利气血为主，故用药可通于妇人产后者，以产后亦易致气血凝聚也。王不留、蒴藋①通血脉，桑皮利肺气，椒、姜、厚朴辛开气血之凝结，芍药、甘草和荣气以止痛，黄芩清热养阴。风寒去桑皮者，以络分客邪，无取犯肺也。

王不留行散方

王不留行八月八日采　蒴藋细叶七月七日采　桑东②根白皮三月三日采。各十分　甘草十八分　黄芩二分　川椒去目及闭口，炒出汗，三分　厚朴二分　干姜　芍药各二分

桑皮以上三味，烧灰存性，各别杵筛，合治之为散，服方寸匕，小疮即粉之，大疮但服之，产后亦可服。如风寒，桑东根勿取之，前三物皆阴干百日。

排脓散方（一）

枳实十六枚　芍药六分　桔梗二分

杵为散，取鸡子黄一枚，以药散与鸡黄相等，揉和令相得，饮和服之，日一服。

---

① 蒴藋（shuò zhuó 硕浊）：《名医别录》："味，酸，温，有毒。主风瘙瘾疹身痒，湿痹。"

② 东：此后《方论》有"南"字。

排脓散方（二）

甘草二两　桔梗三两　生姜一两　大枣十枚

水三升，煮取一升，温服五合，日再服。

浸淫疮，从口流向四肢者，可治；从四肢流来入口者，不可治。

浸淫疮，黄连粉主之。方未见。

浸淫疮湿热之久而弥漫者，病解已见于脏腑中。

趺蹶手指臂肿转筋阴狐疝蛔虫病脉证治第十九

师曰：病趺蹶其人但能前，不能却，刺腨入二寸，此太阳经伤也。

此由风寒感入经络，致病趺蹶。趺蹶者，强直不仁，若跕脚之谓也。以人身阳明脉络在前，太阳脉络在后。能前不能却者，以太阳经脉受伤，足跟不能履地，但任阳明之气而能前行也。腨肠，即小腿肚，本属阳明而为太阳脉之所过，故必刺之以泻其邪，使太阳、阳明之气相通，而前后自适矣。

病人常以手指臂肿动，此人身体瞤瞤者，藜芦甘草汤方主之。方未见。

手指臂属上焦阳分，肿为气滞，动为风胜，明是阳明风痰上壅，故肌肉瞤动，且遍及周身也。壅在上焦，故用吐法。藜芦专吐风痰，甘草之甘，助其上壅之势。全方未载，亦可窥见一斑矣。

转筋之为病，其人臂脚直，脉上下行，微弦，转筋入腹者，鸡屎白散主之。

转筋之病，由于脾脏适虚，肝邪内犯所致。肝主筋，内风闪烁，则筋为之转戾也。臂脚脾主之，筋转则强直而不舒也。脉上下行，肝邪横逆，毫无顾忌，既上下，惟其所犯，则内脏亦任长驱。至于转筋入腹，脾家之里气危迫欲绝尔。时无暇缓治，故以鸡之真①走厥阴者，以散肝泄风。然但取其屎白，以邪已入腹，即用鸡腹中泄出之物，以泻入腹之邪，亦同气相求之义也。

鸡屎白散方

鸡屎白为散

取方寸匕，以水六合，和温服。

阴狐疝气者，偏有小大，时时上下，蜘蛛散主之。

外肾偏有小大，且上下不时，病情隐现靡常如此，有似阴狐，故名狐疝。治用蜘蛛散者，蜘蛛为物，暮现昼伏，与阴为类，且取其纲物之巧，可想见攻毒之神。然阴得阳则化，桂枝入阴出阳，能泄肝邪，用以为向导也。

蜘蛛散方

蜘蛛十四枚，熬焦　桂枝半两

二味，为散，取八分一匕，饮和再服，蜜丸。

问曰：病腹痛有虫，其脉何以别之？师曰：腹中痛，其脉当沉，若弦反洪大，故有蛔虫。

此辨有虫之脉象也。凡腹痛本于寒邪，故脉主沉弦。今见洪大，是必阳明病热，肝气冲激，蚘不自安，而跳梁②作痛也，故脉象如此。则欲治蛔，必以安胃为主矣。

---

① 真：据文义疑为"直"。
② 跳梁：窜跳。

蛔虫之为病，令人吐涎，心痛，发作有时，毒药不止，甘草粉蜜汤主之。

吐涎心痛，作止有时，虽蛔虫为病，而原本乎厥阴也。肝急宜乎甘缓，反用毒药攻之，则肝愈急而虫愈不安矣。甘草与蜜，缓肝益中，且以诱蛔，白粉杀虫，且藉以降逆也。

甘草粉蜜汤方

甘草二两　白①粉一两　蜜四两

以水三升，先煮甘草，取二升，去滓，内粉、蜜，搅令和，煎如薄粥，温服一升，差即止。

蛔厥者，当吐蛔，今病者静而复时烦，此为脏寒，蛔上入膈，故烦，须臾复止，得食而呕，又烦者，蛔闻食臭出，其人当自吐蛔。蛔厥者，乌梅丸主之。

前条蛔虫为病，止以阳明燥热，蛔不能安，扰肠胃而腹痛，逼上焦而心痛。初不至于厥也，厥则阴邪上逆，必上越而吐出矣。名曰脏寒，而实中气虚寒也。中气虚寒，而下焦之阴邪必逆乘之，蛔畏阴寒，望上膈奔趋。时静时烦者，以厥气有缓急，而蛔之动静因之也。得食而呕，胃寒之故，呕则胃气逆，蛔闻食气，随与之俱逆，因厥而吐蛔矣。治用乌梅丸者，胃为仓廪之府，五味之所容纳，其气溃败，亦必需五味以调复之。蛔之性与胃相应，安蛔即所安胃也。蛔最畏酸，君之以乌梅，以所畏者服之；蛔恶苦，臣以连、柏，以所恶者降之；然病本乎脏寒也，姜、辛、椒、附，宣通脏腑之阳，以温养之；人参补中，当归、桂枝入肝止厥。如是则胃气充调而蛔自安矣。方中

① 白：《方论》无此字。

不用咸味者，恐助下焦之阴也。

乌梅丸方

乌梅三百枚　细辛六两　干姜十两　黄连一斤　当归四两
附子六两，炮　川椒四两，去汗　桂枝六两　人参　黄柏各
六两①

十味，共捣筛，合治之，以苦酒渍乌梅一宿，去核，
蒸之五升米下，饭熟捣成泥，和药令相得，内臼中，与蜜
杵二千下，丸如梧子大，先食饮服十丸，日三服，稍加至
三十丸。禁生、冷，滑、臭等物。

妇人妊娠病脉证治第二十

师曰：妇人得平脉，阴脉小弱，其人渴，不能食，无
寒热，名妊娠，桂枝汤主之。于法六十日当见此证，有医
治逆者，却一月，如吐下者，则绝之。

此论初妊娠之脉证也。平脉谓无病之脉。关后为阴，小弱者，以
胎元蚀②气，下部微见不足也。迫至胎气充盛，当自如《内经》所云
阴搏阳别之脉象矣。乃其人渴，不能食，初无寒热表邪，而病若在肠
胃之间，只以经断之后，荣血瘀阻，清气不行所致，名曰妊娠。但用
桂枝汤以和调荣卫，令清气得行，浊气自开矣。证见于六十日者，胎
元尚微，所需血养无多，而积两月之瘀，自当壅阻也。设医者不知为
恶阻，而反疏泄阳明，徒伤中气，治之为逆。治既逆矣，则不仅六十

---

① 人参、黄柏各六两：原脱，据《方论》补。
② 蚀：义同"食"。

日，即再迁延一月，恶阻之病情仍在。如更加吐下，一逆再逆，胎元之生气已绝，尚安冀其安乎。然末三句，疑终有误，不敢强解。

妇人宿有癥病，经断未及三月，而得漏下不止，胎动在脐上者，此为癥痼害。妊娠六月动者，前三月经水利时，胎动①下血者，后断三月衃也。所以血不止者，其癥不去故也，当下其癥，桂枝茯苓丸主之。

癥病本属气分搏血而成，妇人壮盛之年，血室未亏，亦能行经受孕。今经断几及三月，既成胎矣，而反经行漏下不止，血伤则胎动，令动乃在脐上，明是上焦荣分所生之新血，为癥邪攻击而妄行，非胎元不固，而为漏下也。若使胎病，必动在脐下矣。

至六月复胎动不安，复经行不止。是前三月之漏下，血虽去而癥安然不去，则以后断经三月，而所积之新血，复被癥痼害之也。是癥一日不去，胎一日不安，故当下其癥。主以桂枝茯苓丸者，盖血主于心，桂枝为温运心荣之要药，用以为君，协茯苓入心，先宁辑心家气分，协牡丹皮入心，以鼓荡心家荣分。然癥之成必由肝家气血搏结而成，桂枝、桃仁入肝，以开结逐瘀而癥自此可去。胎之养必赖脾家，领载荣血以养，桂枝、芍药条达心脾，使能统血而胎亦自此得安。祛邪养正，法最万全，然不施于三月漏下时者，以三月手厥阴主事，相火易动，祛癥之品，恐致伤正也。至六月足阳明养胎，多气多血，可任攻伐耳。服法甚缓，以深固之邪，止堪渐以磨之也。

桂枝茯苓丸方

桂枝　茯苓　牡丹皮　桃仁去皮熬　芍药各等分

---

① 动：《方论》无。

末之，炼蜜丸如兔屎大，每日食前服一丸。不知，加至三丸。

妇人怀娠六七月，脉弦发热，其胎愈胀，腹痛恶寒者，少腹如扇，所以然者，子脏开故也，当以附子汤温其脏。

凡腹痛胀，多属脏寒，今怀孕六七月，正胃与肺养胎之时，而脉弦发热，恶寒腹痛，有似表里合邪。而胎气胀满益甚者，知子宫阴寒，隔截荣卫之气而为寒为热，堵塞脾脏之气而为痛为胀也，所以少腹阵阵作冷若或扇之之象。盖寒则气下，阴寒弥漫，子脏无阳以为扃钥①，有若开而不阖者，然惟以附子汤温起元阳，以阖子脏，则胎自安矣。

师曰：妇人有漏下者，有半产后因续下血都不绝者，有妊娠下血者，假令妊娠腹中痛，为胞阻，胶艾汤主之。

妇人下血，大概由于冲任二经为病。或无端漏下，或半产后下血，或妊娠下血，下血虽异而源头则一。惟妊娠之下血，以胎气阻滞，腹中必痛为异耳。治法统归于胶艾汤者，胶味甘平，足以养肝阴而补冲脉；艾性阳和，足以温诸经而补任脉；臣以芎、归、芍、地舒肝补血，以别血归经；佐以甘草缓中益虚，而和调脏腑，不偏不倚，为胎产治血之圣药。

芎归胶艾汤方

川芎　阿胶　甘草各二两　艾叶　当归各三两　芍药四两　干地黄六两

---

① 扃钥（jiōng yuè 迥跃）：门户锁钥，引申为关闭，锁闭。

以水五升，清酒三升，合煮取三升，去滓，内胶令消尽，温服一升，日三服，不差更作。

妇人怀妊①腹中疗痛，当归芍药散主之。

胎阻气分，则土郁而生湿；湿滞血分，则木郁而生风。风湿相搏，肝脾不和，故腹中绵绵作痛。芎、归、芍药足以和血舒肝，苓、术、泽泻足以运脾胜湿，此即后人逍遥散之蓝本也。

当归芍药散方

当归三两　芍药一斤　茯苓四两　白术四两　泽泻半斤
芎䓖三两

杵为散，取方寸匕，酒和，日三服。

妊娠呕吐不止，干姜人参半夏丸主之

胎元蚀气，中气自虚，中虚则湿浊易阻，故呕吐为妊娠之常。但至不止，则中气颠覆，胎何得安。爰用人参以扶植中气，姜、半以除呕逆，且用姜汁糊丸以缓图之。盖辛温荡涤，恐动胎脏，病气孔急，止合承之以缓也。

干姜人参半夏丸方

干姜一两　人参一两　半夏二两

末之，以生姜汁糊为丸如梧子大，每服十丸，日三服。

妊娠小便难，饮食如故，当归贝母苦参丸主之。

妊娠小便难，则责在胎宫矣，故饮食如常，别无他病可知。只以

---

① 妊：《方论》作"娠"。

胎脏虚寒，气机不运，湿热下阻膀胱之气化故耳。故以当归温起胎脏为君，贝母清上以肃气化之原，苦参入阴除热开结，温热化而气机利，小便自调矣。

当归贝母①苦参丸方

当归　贝母　苦参等分

末之，炼蜜丸如小豆大，饮服三丸，加至十丸。

妊娠有水气，身重，小便不利，洒淅恶寒，起即头眩，葵子茯苓散主之。

因水邪而小便不利，则治全主在水矣。然妊娠水气与泛病水气不同，故身重，小便不利，恶寒头眩，有似越婢加术汤证，然究非表里合邪，只因胎气壅阻而为水也。若不专于胎脏中泄水，不为功。葵子通利诸窍，称能滑胎，其疏泄血分可知；而得茯苓之淡渗，功专气分者为之佐，使水从气分而去，则胎自无虞。立方之妙，几不可思议。

葵子茯苓散方

葵子一斤　茯苓三两

杵为散，饮服方寸匕，日三服，小便利则愈。

妇人妊娠，宜常服，当归散主之。

当归、川芎温调厥阴经络，使气血和畅，易以长胎。然土为万物之母，脾为统血之脏，土畏木，芍药和脾以泄木；土恶湿，白术健脾以燥湿。然主气化之原者肺也，黄芩苦寒，肃肺气以清其化源，温燥药赖此，得既济之常矣，故妊娠宜常服。

① 当归贝母：原作"归母"，据《方论》改。

当归散方

当归　黄芩　白芍　芎䓖各一斤　白术半斤

杵为散，酒服方寸匕，日再服。胎前产后悉主之。

妊振养胎，白术散主之。

前当归散方，调养肝脾，清热利湿，原为无病易产之方，故宜常服。此条白术散，盖曰气血不调，清浊舛错①，胎元不能长养，故曰养胎。白术甘温入脾，以固中焦正气；牡蛎咸寒入肾，以固下焦阴气；正虚则浊阴易泛，椒性纯阳，通达三焦，能化胸中之滞而返于太和，白术赖此可无壅滞之患矣；正虚则胎易下坠，芎性上行，和调肝气，能开胸中之郁而为功于冲任，牡蛎得此可无寒凝之患矣。药止四味，而一阴一阳，一升一降，而要于大中，故虽病愈，亦宜服之勿置也。腹痛加芍药，泄木以安土也；心痛倍川芎，开郁以化结也；心烦吐痛，不能饮食，加细辛、半夏，辛可通阳，半可止逆也；呕出于阳明而本乎厥阴，藉用醋者，醋之味入肝，醋之性归胃，安和二脏，使弗相矛也；呕不解用小麦汁，盖呕则心气紊逆，愈逆则愈呕，小麦甘平之品，最能宁辑心气，且滋牡脏②之燥也；呕已而渴，用大麦粥，大麦咸温，咸可利余邪，温可益中气也，不偏不倚，故养胎独神。

白术散方

白术　芎䓖　蜀椒去汗　牡蛎

四味，杵为散③，酒服一钱匕，日三服，夜一服。腹

---

① 舛错：错乱。《后汉书·鲁恭传》："一物有不得其所者，则天气为之舛错。"
② 牡脏：五脏中之属于阳者为牡脏，此处指心。
③ 散：原作"数"，据《方论》改。

一六二

痛加芍药；心下毒痛加芎藭；心烦吐痛，不能食饮，加细辛一两、半夏大者二十枚。服之后，更以醋浆水服之；若呕，以醋浆水服之；复不解者，小麦粥①服之；已后渴者，大麦粥服之。病虽愈，服之弗置。

妇人伤胎怀身，腹满，不得小便，从腰以下重，如有水气状，怀身七月，太阴当养不养，此心气实，当刺泻劳宫及关元，小便微利则愈。

凡妊娠必得阴阳相济，而后胎始得养，反是则胎便致伤矣。今伤胎而至腹满，小便不利，并从腰以下重，全如水气病状。所以别其非水者，以怀孕七月，正当手太阴养胎之时，而忽病此，是必上焦气分壅滞使然也。夫肺为心之华盖，心气邪实，则相傅之令不能下行，于是胎失所养，而为腹满，为小便不利，腰以下重。种种现证，的属心气膹郁所致。设用利水方法治之，与病何济乎？惟刺劳宫穴，以泻心气之实，使之下交于肾；并刺关元穴，以通利其相交之气，而使肾来接引。迫至小便微利，则心火降而金气行，胎自得所养矣。其病机全在七月上见，若非七个月而因循致病如此，定当从水气论治也。

妇人产后病脉证治第二十一

问曰：新产妇人有三病，一者病痉，二者病郁冒，三者大便难，何谓也？师曰：新产血虚，多汗出，喜中风，故令病痉；亡血复汗，寒多，故令郁冒；亡津液胃燥，故大便难。

---

① 粥：《方论》作"汁"。

此总揭新产亡血所致之病也，为痉，为郁冒，为大便难。现证虽殊，而源头则一。以其血虚也，虚阳必内扰之。扰于内，必汗越于外，夺汗益亡血，无以营养诸筋，内风鼓动而为痉。喜中风者，不必外中风邪也，然外风亦最易相袭，不可不知。一亡血而复汗，虚阳上浮，里气益寒，虚寒相搏而郁冒。郁冒者，阳气上郁而昏冒也。血与汗皆津液所化，血虚汗出则津液干枯，燥热自生，大便所以难也。三证异流同源，要必有相因而至之理，故下只言郁冒便坚，而痉特其甚者。

产妇郁冒，其脉微弱，呕不能食，大便反坚，但头汗出。所以然者，血虚而厥，厥而必冒，冒家欲解，必大汗出，以血虚下厥，孤阳上出，故头汗出。所以产妇喜汗出者，亡阴血虚，阳气独盛，故当汗出，阴阳乃复。大便坚，呕不能食，小柴胡汤方见呕吐主之。

此明产后之脉象与其为病之所由然，而立治法也。盖产后非特血亏，而元气亦大伤，故微而弱，为产后必致之脉象。而郁冒头汗，大便坚，呕不能食，亦为必致之病象。"所以然者"以下五句，乃申明致病之故，本乎血虚也。"血虚下厥"以下数句，乃历推阴虚阳盛并见之病情也。盖惟阳盛，故必汗泄，损有余以就不足之义，故曰乃复，非真病气和调也。大便坚，呕不能食，病在便坚，肠胃壅滞，无所施泄之故。一俟便调，则胃自安矣。治用小柴胡和解者，以柴胡升散上出之孤阳，黄芩清调不足之弱阴，病本乎虚，参、甘、大枣甘温以补营卫之虚，呕逆便坚，半夏、生姜辛开以利肠胃之气。如是则阴阳气和而病自愈矣。

病解能食，七八日更发热者，此为胃实，大承气汤方见痉病主之。

得小柴胡既病解矣，而阴液尚未复也。胃气虽开，大便必犹燥坚，故至七八日更见发热。其因能食而为食复可知，胃实宜下，大承气即锄强扶弱之方也。

产后腹中疞痛，当归生姜羊肉汤方见寒疝中主之。并治腹中寒疝，虚劳不足。

产后气寒血涩，故腹中疞痛，与胎前迥殊，主以当归、生姜、羊肉，温通气血，宣补兼施，故亦治寒疝、虚劳也。

产后腹痛，烦满不得卧，枳实芍药散主之。

腹痛而至烦满不卧，肝脾两气伤极，势将烦满不已，渐至厥逆，未可知也。因以枳实之苦泄，芍药之酸泄，泄肝和脾。盖肝阳有余，不可不泻，脾阴不足，不可不扶，损有余补不足，两脏调而痛已矣。并主痈脓，亦以能和肝脾也。

枳实芍药散方

枳实烧令黑，勿太过　芍药等分

为散，服方寸匕，日三服，并主痈脓，以麦粥下之。

师曰：产妇腹痛，法当以枳实芍药散，假令不愈者，此为腹中有瘀①血着脐下，宜下瘀血汤主之。亦主经水不利。

枳实芍药散原为肝脾气分不和而设，如因瘀阻作痛，瘀为有形之实病，非直用血药以峻攻之不可。下瘀血汤专于去瘀，谓瘀血行则新血和调，而痛自止也。

下瘀血汤方

大黄三两　桃仁二十枚　䗪虫二十枚，去足

末之，炼蜜和为丸，以酒一升，煮②取八合，顿服之，

---

①　瘀：《方论》作"干"。
②　煮：《方论》作"煎一丸"。

新血下如豚肝批注："新"当作"瘀"。

产后七八日，无太阳证，少腹坚痛，此恶露不尽，不大便，烦躁发热，切脉微实，再倍发热，日晡时烦躁者，不食，食则谵语，至夜即愈，宜大承气汤主之。热在里，结在膀胱也。

产后七八日，初无太阳表证，而少腹坚痛，非恶露不尽而何？乃病之发，有不因乎瘀血，而血反为病，气致瘀者，其治不可不审也。如不大便，不欲食，烦躁发热谵语，产后亡血阴躁，为病如此，亦间有之。但脉不虚而实，且日晡时烦躁，夜反安静，明是阳明旺于日晡，胃家实热搏结，致见种种燥实证象，非因瘀血也。若系血分，夜当谵语躁烦矣。惟用大承气以下胃家之实热，俾肠胃之气行，而少腹之坚痛亦除矣。热在里，里指胃实言，以肠胃之蓄热不行，故膀胱之气化坚结，恶露亦不行也。

产后中①风，续之数十日不解，头微疼，恶寒，时时有热，心下闷，干呕汗出，虽久，阳旦证续在者，可与阳旦汤即桂枝汤加黄芩。

头疼恶寒，发热汗出，太阳风伤卫证备矣。乃心下闷、干呕，是太阳之表邪久而不解，渐次入里，急宜表里双解。仲景恐人误认产后阴虚发热，漫投滋补，故明示之曰：此中风阳旦证也。为日虽久见是证，则用是药可也。按阳旦汤，荣卫兼调之剂，产后时病最为要药。

产后中凤，发热面正赤，喘而头痛，竹叶汤主之。

发热头痛，挟表无疑，而面正赤，气喘，阳邪怫郁于上焦阳位，火从风发，诚有日炽之势。不行开散，风阳于何从泄？然得之产后，

---

① 中：《方论》无此字。

元气大虚，轻扬疏散之品，最虑走泄真元，不可不慎。爰以竹叶之清寒，轻开上焦之郁热为主，葛根清肌肉间之蕴热，防风散风，桔梗开气，桂、甘、姜、枣调和荣卫，而重藉参、附以大补其元阳，使邪自解而正气自复，庶恃此以无恐矣。

竹叶汤方

竹叶一把　葛根三两　防风一两　桔梗一两　桂枝一两
人参一两　甘草一两　附子一枚，炮　大枣十五枚　生姜五两

以水一斗，煮取二升半，分温三服，温覆使汗出。颈项强，用大附子一枚；呕者，加半夏半升洗。

妇人乳中虚，烦乱，呕逆，安中益气，竹皮大丸主之。

乳即产也，产内病，虽因中虚而致烦乱呕逆，然因烦乱呕逆而中气益虚也，则欲安中益气，莫若先治烦呕为主。烦为阳盛，呕为气逆，则清热养气方是安中之法也。盖烦呕必因乎火，因以竹茹之气清微寒而主降者，除烦止呕为君；石膏清里分之郁热，白薇解表间之浮热为臣；然胸中阳气主事，桂枝扶益清阳而化下焦之逆气为佐；重用甘草者，甘可缓中，甘能益气，藉以为使也。喘加柏实，诸子皆降，柏实滋肝阴而润心气，肺无燥气侵犯，则喘自平也。

竹皮大丸方

生竹茹二分　石膏二分　桂枝一分　甘草七分　白薇一分
末之，枣肉和①丸弹子大，饮服一丸，日三②夜二③

---

① 和：原脱，据《方论》补。
② 日三：原脱，据《方论》补。
③ 夜二：《方论》作"夜一"。

服。有热倍白薇，烦喘者加柏实一分。

产后下利虚极，白头翁加甘草阿胶汤主之。

产后亡血，加以下利，阴气自是虚极，故必藉苦味坚阴以固其脱，此白头翁汤为要药也。然气过于寒，恐故伤中，加甘草以和中气也。味过于苦，又虑燥阴，加阿胶以濡阴血也。盖产后虚极，不得不如此调剂耳。

白头翁加甘草阿胶汤方

白头翁二两　甘草二两　阿胶二两　秦皮三两　黄连三两　柏皮三两

以水七升，煮取二升半，内胶令消尽，日三服。

附方

《千金》三物黄芩汤　治妇人在草蓐自发露得风。四肢苦烦热，头痛者，与小柴胡汤，头不痛但烦者，此汤主之。

黄芩一两　苦参三两　干地黄四两

以水六升，煮取二升，温服一升，多吐下虫。

《千金》内补当归建中汤　治妇人产后虚羸不足，腹中刺痛不止，吸吸少气，或苦少腹急，摩痛引腰背，不能饮食。产后一月，日得服四五剂为善，令人强壮宜。

当归四两　桂枝三两　芍药六两　生姜三两　甘草二两　大枣十二枚

以水一斗，煮取三升，分温三服，一日令尽。若大虚，加饴糖六两，汤成内之，于火上暖令饴消。若去血过多，崩

伤内衄不止，加地黄六两，阿胶二两，合八味，汤成内阿
胶。若无当归，以芎藭代之，无生姜，以干姜代之。

妇人杂病脉证并治第二十二

妇人中风七八日，续来寒热，发作有时，经水适断，
此为热入血室。其血必结，故使如疟状，发作有时，小柴
胡汤_{方见呕吐}主之。

> 此由太阳风伤卫证，而成热入血室也。七八日，是太阳已罢，而
> 邪搏少阳，故寒热续来，发作有时如疟。其所以转入少阳者，以经水
> 来而适断，热邪乘虚搏结于血室。肝为血之海，胆为肝之府，表邪入
> 里而尚未离乎表，故用小柴胡，提出里分之邪，从半表和解也。

妇人伤寒发热，经水适来，昼日明了，暮则谵语，如见
鬼状者，此为热入血室。治之无犯胃气及上二焦，必自愈。

> 此由太阳寒伤营证而成热入血室也。荣分既已受邪，则血已与邪
> 搏结，今经水适来，明是血与邪有并行之机。昼属阳，气分无伤，故
> 明了；暮属阴，血分受邪，故谵语，如见鬼状也。此亦为热入血室，
> 但比经水适断，热邪乘虚袭入者，病情自异耳。前条血室已空，只以
> 散邪为主，此条邪与血并，泻必俱泻，治专在里分也，故以无犯胃气
> 及上二焦为大戒。仲景恐人误用汗吐下法，故谆谆诫之曰，与其误治
> 生变，不若勿治，亦必自愈也。何也？经水行，邪必与之俱行；经水
> 尽，邪将与之俱尽耳。若论治法，合刺期门，又何法乎。

妇人中风，发热恶寒，经水适来，得之七八日，热除
脉迟，身凉和，胸胁满，如结胸状，谵语者，此为热入血
室也，当刺期门，随其实而取之。

发热恶寒，病在太阳之时，而经水适来，是邪与血并行矣。乃至七八日，经水已止，外热亦解，而有余之热邪反乘血之虚，陷入冲脉，外则热除脉迟，有似病解，而所陷之邪冲胸犯胁，状如结胸，是血室空虚，而陷入之邪正实，实不可不泻，惟刺期门以泄其冲逆之气，血分自和矣。

阳明病，下血谵语者，此为热入血室，但头汗出，当刺期门，随其实而泻之。濈然汗出者愈。

此由阳明热入血室也。阳明两阳合明，阳热最盛，发热谵语，多责之胃实。今独下血谵语，则实不在胃，而在血室明矣。阳明多汗，而血为热搏，下出不能外达，故但清阳主用之，头有汗而遍体自无汗也。按阳明之脉，其直者，从缺盆下乳内廉，入气冲，上行至胸中而散，正与期门穴逼近，气相感应，况血室之气，厥阴至之，故亦刺期门。从肝之分以泻其实，至便至捷，濈然汗出，气和则愈也。

妇人咽中如有炙脔，半夏厚朴汤主之。

此所谓寒伤经络，凝坚在上也。咽中属至清之分，积冷结气，若或有形，非辛不能开，非温不能散。然非气之极轻清者，不足以为功，故主此汤。半夏降逆气，厚朴开结气，生姜温散气分之寒，紫苏温散血分之寒，茯苓分清别浊而令上焦之阳气还归于太清①，洵②圣方也。

半夏厚朴汤方

半夏一升　厚朴三两　茯苓四两　生姜五两　干紫苏二两。

---

①　太清：原义为天空，《鹖冠子·度万》："唯圣人能正其音，调其声，故其德上及太清，下及太宁，中及万灵。"陆佃注："太清，天也。"此处指上焦胸中之肺。

②　洵（xún 寻）：诚实，实在。

以水一斗，煮取四升，分温四服，日三、夜一服。

妇人藏燥①，悲伤欲哭，象如神灵所作，数欠伸，甘麦大枣汤主之。

此即所谓成有忧惨、悲伤、多嗔也。脏，谓心脏也。积冷结气，郁久不开，变为火化，故脏气为之燥也。按《难经》肺病主悲伤欲哭②，按《灵枢》胃病善伸数欠③。盖心为君主，肺为相傅，君主枯寂，喜气不能发扬，相傅何由行乐。胃为心之子，子传母之燥，气亦跼蹐④不舒，自失其冲和之常度。是肺胃之欲哭欠伸，本于心脏之燥明甚。心藏神者也，燥则神不能守，恍兮惚兮，而移祸肺胃之病，皆象如神灵所作也。尔时若议滋燥宁神，则清寒之品与本来之虚冷相悖，若议温药补营，恐动阳之剂又与现在之燥热有违。仲景以为心为火脏，炎上作苦，惟甘味可以调之，因以甘草之甘，以衰夺其燥气，小麦之甘，以辑宁其正气，大枣之甘，以调补其营气，如是则神明安而肺胃各得所养矣。亦补脾气者，稼穑作甘，脾气亦赖之也。

甘麦大枣汤方

甘草三两　小麦一升　大枣十枚

水六升，煮取三升，分温三服，亦补脾气。

妇人吐涎沫，医反下之，心下即痞，当先治其吐涎沫，小青龙汤方见肺痈主之，涎沫止，乃治痞，泻心汤方见惊悸主之。

---

① 燥：《方论》作“躁”，此后有“喜”字。
② 肺病主悲伤欲哭：出自《难经·十六难》。
③ 胃病善伸数欠：出自《灵枢·经脉》。
④ 跼蹐（jú jí 局即）：小心而惶恐的样子。

此即所谓凝坚在上，呕吐涎唾也。水寒在上，故吐涎沫。医者不知，辛散上焦之结邪而反用下法，徒使胃中虚，客气上逆而为痞。究之结邪，依然不解，先散其结邪，后治其痞，亦先表后里之法也。

妇人之病，因虚积冷结气，为诸经水断绝，至有历年，血寒积结，胞门寒伤，经络凝坚。在上呕吐涎唾，久成肺痈，形体损分。在中盘结，绕脐寒疝；或两胁疼痛，与脏相连；或结热中，痛在关元，脉数无疮，肌若鱼鳞，时着男子，非止女身。在下未（批注：疑是"寒"字）多，经候不匀，令阴掣痛，少腹恶寒；或引腰脊，下根气街，气冲急痛，膝胫疼烦。奄忽眩冒，状如厥癫；或有忧惨，悲伤多嗔，此皆带下，非有鬼神。久则羸瘦，脉虚多寒；三十六病，千变万端；审脉阴阳，虚实紧弦；行其针药，治危得安；其虽同病，脉各异源；子当辨记，勿谓不然。

此总叙妇人之杂病，大抵皆由于带下，至经水断绝，病态错杂，不胜枚举。仲景爰制为歌诀，欲令人易于辨记也。故以"此皆带下"四字立病之总名，"因虚积冷结气"六字，是推病之源头，"审脉阴阳"、"虚实紧弦"八字，是扼脉之体要而立治法也。阴阳虚实，尚属脉之大概，而侧重在紧弦二脉。盖积寒结气，脉未有不紧弦者，但紧弦之中，当细审其在阴在阳、为实为虚耳。如积寒结于阳部，阳主上焦，若寒邪初伤在经络，但呕吐涎唾，延久而成肺痈，荣卫俱伤，损及形体，此病之从阳为实者也。如盘结在中，中指三阴里气言。脏气结而不舒，故绕脐作痛，或肝气痛引两胁，此病虽在阴而尚属实者也。"或结热中"六句，是阴寒郁久成热，中损（批注："损"恐是"指"误）荣分，言心荣热结不能下交于肾，肾气独寒，故痛在关元也。脉数为荣热，使荣分实热，则必发疮。今但肌若鱼鳞，只是血枯虚燥使然，此证男子亦时有之，而女身尤多，此病之结于阴分而偏于阴虚者也。"在下寒多"至"悲伤多嚏"数句，言虚冷积气，直结于肾肝地分。奇经八脉之所至，其始也，先从经候不匀起，渐次而成，为阴内掣痛，少腹恶寒，任脉为病也。腰脊气冲（批注：气冲，恐是气街）、膝胫，肾肝主位，冲、督、跷脉之所经，积冷气结，故痛也。至于奄忽眩冒，如厥如癫，亦孰非冲脉上干，神明为之蒙昧，即忧惨悲嚏，因子脏燥而病之本原在于冲任气衰所致。仲景总结之曰：此皆带下为病，非有鬼神为祟，谓不可行移情祝由①之法也。但当审脉辨证，行其针药而已。三十六病，从此推求可也。

问曰：妇人年五十所，病下利数十日不止，暮即发热，少腹里急，腹满，手掌烦热，唇口干燥，何也？师曰：此病属带下。何以故？曾经半产，瘀血在少腹不去。何以知之？其证唇口干燥，故知之。当以温经汤主之。

此条举历年血寒积结胞门之最深远者立之准②。以见妇人即当衰年，发见别病，亦必细审病机，推究其本来，以为治疗之地也。故仲景设为问答，以申明之。如妇人年已五十，则为经尽之时，下利发热，又非带下之病，但与本原之虚冷结气，了不相涉，乃仲景细为演绎其病情。下利也，何以至于数十日不止，则非偶感阴寒矣。发热也，而必至暮，则病在荣分矣。少腹里急而至腹满，胞门结寒之象。手掌烦热，手掌属心，血室瘀阻，荣气郁而为热之征，即此已可断其为带下之病矣。然尚未为的对之证也，惟合之唇口干燥。唇口，脾主

---

① 祝由：古代用祝说病由的迷信方法治疗疾病。
② 准：准则，法则。

之，血枯脾无所统，故干燥也。阴寒下利中，断无是症，以之即合所现诸症，可以直断其病属带下，且决其曾经半产，瘀血在少腹不去。有是的证，即可用温经的药以治之。按血室主乎厥阴，历年积结，肝郁特甚。吴萸合芍、归，温通厥阴，以开结气为主；木郁则火郁，麦冬、牡丹足以清心；火郁则土郁，芍药、甘草足以和脾；土郁则金郁，阿胶合麦冬，足以润肺；姜、半温行气分之寒郁，桂枝温行荣分之寒郁；病本乎虚，加人参以扶正。结寒散则经自温，故曰温经。凡血分虚寒，经水不调者，皆主之。

温经汤方

吴茱萸三两　当归　芎劳　芍药　人参　桂枝　牡丹皮　阿胶　甘草各二两　生姜三两　半夏一升　麦冬一升，去心

以水一斗，煮取三升，分温三服。亦主妇人少腹寒，久不受胎，兼治崩中去血，或月水来过多，及至期不来。

带下经水不利，少腹满痛，经一月再见者，土瓜根散主之。

天有十二月，地有十二水，人身十二经脉与之相应。一月一见者，天地之常经，人身之信水也。一有所阻，便濡滞不利，今少腹至于满痛，其为瘀阻特甚。行经一月再见者，夫天时五日为一候，三候成一气，一候之中，经水淋漓不尽，候气机一动，即复行焉，不复有盈虚消息之定期矣。夫水之积即生湿，瘀之甚即生热。故药以土瓜根之苦寒，驱湿热而泄结气者为君；䗪虫专攻血络而逐瘀滞者为臣；芍药和脾以保阴气为佐；桂枝入营以调经络为使也。此比下瘀血汤缓而有制，以病本于积冷结气，初不同于产后之瘀阻也。

土瓜根散方阴㿗肿亦主之。土瓜即王瓜。

土瓜根三分　芍药三分　桂枝三分　䗪虫三分。

杵为散，酒服方寸匕，日三服。

寸口脉弦而大，弦则为减，大则为芤，减则为寒，芤则为虚，寒虚相搏，此名曰革。妇人则半产漏下，旋覆花汤主之。

无阳则阴强，故脉弦，无阴阳浮，故脉大。既弦且大，气血夹病而合见于寸口，明是心荣肺卫两相暌隔①。弦则为减为寒，大则为芤为虚，虚寒相搏，阴阳气阻，如皮革之障蔽而不能流通，何以鼓动气血而灌溉下焦乎，半产漏下势所必致。爰以旋覆之温通主降者，开上焦之结气，以通调经络为君；佐以青葱之辛通，条达上焦之清阳，且色青气膻，兼可入肝以畅厥阴之气分；新绛绢色赤入心，宣通上焦营血，而质本于丝，气味微酸，兼可调补肝家之络分。宣中有补，通中有摄，为妇科通调经络、开气理血之神方。

旋覆花汤方

旋覆花三两　葱十四茎　新绛少许

以水三升，煮取一升，顿服之。

妇人陷经漏下，黑不解，胶姜汤主之全方失载。

妇人经水左旋右转，升降有期。今日漏下，但有降而无升，故曰陷经，如遭陷溺②者然。漏下色黑，阴寒胶结之征，故主以胶、姜入肝，濡血熄风。姜能守中，炒黑亦入血分，能温起血中之气，令不下

---

① 暌隔：别离；分隔。
② 陷溺：深深陷入泥淖而无法自拔。此处比喻经水下陷不升。

坠，寓升于守，佐阿胶以成温经止崩漏之殊功。原方失传，然亦可以意会也。

妇人少腹满，如敦状，小便微难而不渴，生后者，此为水与血俱结在血室也，大黄甘遂汤主之。

满如敦①状，邪实而欲坠矣。乃小便仍有特觉微难，是病不在溺道可知。口不渴，则非上焦热壅可知，明是水邪客于血室，与血搏结，蓄而不流，少碍膀胱之气化，致小便微难，则设误开膀胱，强利小便，与病何济乎？法当于血中行水，于水中逐瘀，此大黄、甘遂交相赖以建功也。加阿胶以保护血室，邪去血正，自得养矣。"生后者"三字疑衍文。

大黄甘遂汤方

大黄四两　甘遂二两　阿胶二两

以水三升，煮取一升，顿服之，其血当下。

妇人经水不利下，抵当汤主之。

此血分自病瘀阻也，故用群队攻血药以利之，庶免干血之患，方名抵当，厥功伟哉。

抵当汤方

水蛭三十个②，熬　虻虫三十，熬　桃仁二十个③　大黄三两

四味，为末，水五升，煮取三升，去滓，温服一升。

---

① 敦（duì 对）：古代盛黍稷的器具。
② 个：原脱，据《方论》补。
③ 个：原脱，据《方论》补。

妇人经水闭不利，脏坚癖不止，中有干血，下白物，矾石丸主之。

经闭不利，何以便至于子脏坚癖，如结癥瘕不散，且时下白物，是必血为湿热所搏，在中之血已干，而日生之血又为湿热所迫，不能归经变色，即从气分为白物而下，即所云白带也。是湿热不去，坚癖不解，新血亦不归经也。湿热在气，故不须血药，清热利气，二物绰然矣。其病机在下白物上见。"内藏中"之义，未详候考。

矾石丸方

矾石三分，烧　杏仁一分

炼蜜丸枣核大，内藏中，剧者再内之。

妇人六十二种风，腹①中血气刺痛，红蓝花酒主之。

红花和血，酒能快气，气血畅遂，而风寒刺痛自已矣。

红蓝花酒方

红蓝花一两　酒一大升，煎减半，顿服。

妇人腹中诸疾痛，当归芍药散方见妊娠主之。

调养肝脾以止痛也，血虚多郁者宜之。

妇人腹中痛，小建中汤方见虚劳主之。

温补荣卫，以止痛也，中虚有寒者宜之。

问曰：妇人病，饮食如故，烦热不得卧，而反倚息者，何也？师曰：此名转胞，不得溺也。以胞系了戾，故

---

① 腹：此前《方论》有"及"字。

致此病，但利小便则愈，肾气丸主之。

饮食如故，上中两焦无病矣。乃何以烦热不卧，至于倚息？倚息者，喘促而不得定息之象。若在男子，或于痰饮中求之，今在妇人，则属带下为病矣，故曰此名转胞。以不得溺，故气逆而烦热喘急也。盖尿道开于膀胱，而阖辟之枢机司之于肾，肾虚气不归垣，膀胱之气化失职，以致溃乱，充塞于任脉地面。胞之系任脉主之，其气紊乱，则胞系不能正而缭戾倾转，迫至胞转，而膀胱愈病可知矣。则欲正胞系，必先利膀胱，欲利膀胱，必先振肾气，一定之法也。肾气丸补元阳而益真阴，使枢脏有权，膀胱之气自化，任脉自安而胞系自正也。"了"宜作"缭"。

肾气丸方

干地黄八两　薯蓣四两　山茱四两　泽泻三两　牡丹皮三两　茯苓三两　桂枝一两　附子一两，炮

蜜丸梧①子大，酒下十五丸，加至二十五丸，日再服。

妇人阴寒，温阴中坐药，蛇床子散主之。

取其温可胜寒，燥能除湿也。

蛇床子散方

蛇床

一味，末之，以白粉少许，和合相得，如枣大，内阴中，自温。

少阴脉滑而数者，阴中即生疮，阴中蚀疮烂者，狼牙

---

① 梧：原作"枯"，据《方论》改。

汤洗之。

取其苦能清热，辛能散邪，且毒能杀虫也。

狼牙汤方

狼牙三两　水四升，煮取半升，以绵缠着如茧，浸汤沥阴中，日四遍。

胃气下泄，阴吹而正喧，此谷气实也，膏发煎方见黄疸导之。"喧"疑作"结"。

胃本纳谷，谷气壅甚，则不及传送大肠而但从下泄。女子以冲任为用，冲任气虚，则胃气乘虚，直走前阴而为阴吹。然谷气之所以实，正由津液燥亡，如水干舟泊之义。故用膏发血肉之品，直抵阴分，以润其输化之源，俾肠胃气调而阴吹自已矣。方解在黄疸中①。

---

① 黄疸中：此后有"元治纪元甲子荔月初五橘诸德校订"语。

书装方成，传布在于近，馆主①令余与以礼②校订之，因而赐焉。纸端有余地，录二先生原、幅二本之跋，证所此书之由来云。

元治甲子秋九月赏月后一日橘诸德宗圭志

---

　　① 馆主：指跻寿馆主人，具体何人不详。跻寿馆为日本丹波家族负责管理的中医教育及古籍整理出版机构。
　　② 以礼：疑为人名或字、号。据上卷末尾所附"元治元甲子六月二日校竟森约之养真"一段文字，结合此处文义，"以礼"疑为上卷校勘者竟森约之养真。

正义幅①本柳沜②先生跋

　　上朱峻明所著钞本二卷。往岁吴舶③赍④来，龟山⑤医员冈田义叔从镇台⑥牧和州成傑至崎嶨⑦，不吝重价购得而归，余借阅之⑧。其编第与目次不合，行墨间涂乙点圈，加以朱笔，无序及跋文，其⑨潦草牵率，似未全脱稿者。唯峻明里贯不详，是书莫知修于何代矣。注解间有所浚明⑩，实为罕觏⑪之珍。乃使及门之徒⑫依原样以影模，永藏之于家。义叔名顺益，风骨萧洒，亦好古之士也。

　　　　文化乙丑⑬仲秋识于苍雪山房南轩默山书樵⑭元胤

---

　　①　幅：疑作"副"。

　　②　柳沜（pàn 畔）：丹波元胤之号。日本医家，字绍翁，著《中国医籍考》等书。

　　③　吴舶：自中国吴地（今江苏一带）航行至日本长崎的商船。日·中川忠英《清俗纪闻》林衡序云："即一物之巧，寄赏吴舶；一事之奇，拟模清人，而自诒以为雅尚韵事，莫此过焉。"

　　④　赍（jī 吉）：携带。

　　⑤　龟山：日本地名，今何地不详。

　　⑥　镇台：日本古行政机构，明治四年（1871）七月废藩置县，同年八月设置四镇台。

　　⑦　牧和州成杰至崎嶨：《医籍考》作"牧野和州成杰至碕阳"。抄本"成杰"作"久成"。

　　⑧　余借阅之：原日刻本无，据抄本补。

　　⑨　其：原脱，据日抄本补。

　　⑩　浚（jùn 俊）明：治理清明。《尚书·皋陶谟》："日宣三德，夙夜浚明有家。"蔡沉《书集传》："浚，治也。"

　　⑪　觏（gòu 够）：撞见，遇见。

　　⑫　及门之徒：正式登门拜师受业的学生。

　　⑬　文化乙丑：公元 1805 年。文化为日本光格天皇、仁孝天皇年号。

　　⑭　默山书樵：抄本作"柳沜散人"，或为丹波元胤之号。

原本茞庭①先生跋

　　先君子②在世日，有人自崎嶨告云，吴舶新赍有钞本《金匮正义》者一部，时方稿辑义③之著，遽托渠④物色⑤，然不能得，深以为憾。后龟山医员冈田义叔随行镇台，购之而归，即此本是也。先兄⑥尝借录厥幅⑦，犹以未得原本为憾。亡几，义叔下世，此本亦归于市人之手，余因买而得之。夫先父兄之欲得而未能得者，一旦为插架⑧之物，殊为欣幸，而感慨亦系⑨焉，因题数言于其后。

天保辛卯⑩除夕丹波元坚

---

　　① 茞庭：丹波元坚之号。日本医家，字亦柔。撰《伤寒光要》《伤寒论述义》等书。

　　② 先君子：指丹波元坚之父丹波元简。日本医家，字廉夫，号桂山。著有《素问识》《灵枢识》《伤寒论辑义》等书。

　　③ 辑义：指丹波元简、丹波元坚所著《伤寒论辑义》《金匮玉函要略辑义》。

　　④ 渠：他。

　　⑤ 物色：按一定标准去访求。

　　⑥ 先兄：指丹波元坚之兄丹波元胤。

　　⑦ 幅：纸张。

　　⑧ 插架：置书于书架上。唐·韩愈《送诸葛觉往随州读书》诗："邺侯家多书，插架三万轴。"

　　⑨ 系（jì记）：连缀。此处指同时产生。

　　⑩ 天保辛卯：公元1831年。天保为日本仁孝天皇年号。

校注后记

  《金匮要略正义》是注释《金匮要略》的一部重要著作，本次在《金匮要略正义》整理过程中，对一些相关问题进行了初步研究。

一、作者考证

  《金匮要略正义》上、下卷有"张长沙仲景氏著 后学朱光被峻明氏注"之类文字，表明该书作者为朱光被，字峻明。但是朱光被缺乏相关的文献记载，生卒、生平、里籍不详。通过该书所引文献及流传情况，可大体推断作者的生活年代。

  该书在"疟病脉证并治第四""五脏风寒积聚病脉证治第十一""消渴小便不利淋病脉证治第十三"三处引用"徐忠可""徐氏"《金匮要略论注》的相关论述，因此本书应晚于清代医家徐彬（字忠可）所著《金匮要略论注》之成书（1671）。

  《金匮要略正义》书稿流传日本，为日本医家丹波元胤所得，于 1805 年抄录并作跋。据此推断，该书成书应在 1805 年之前。此外，本书注文中多次引用《尚书》《左传》等经典典故，说明作者同时具有较高的儒学修养。

二、版本情况及流传考证

  根据《中国中医古籍总目》记载，《金匮要略正义》

现存版本有：日抄本、日刻本、1936 年王一仁校上海仁庵学舍铅印本。

日抄本为线装，书页对折，共 2 卷 4 册。长约 22.5cm，宽约 14cm，封面为蓝色，2 张扉页，每册末又有两张空白页。书前无序，后有丹波元胤所作的跋。第一页上有"余姚谢氏日永耀楼藏书""上海中医学院图书馆藏书章""图书馆"三个钤印。无栏线，每行约 22 字，每页约 10 行。日抄本，文字整体较为工整，字体基本为楷书及行书，但各册字迹显然非一人风格。页眉多有红笔校勘字句，正文有红笔点读，错字旁边多有红笔更正。书末有丹波元胤文化乙丑年所做的跋。

跻寿馆刊日刻本共二卷四册。封面蓝褐色，对折装订，由于所见为照片，具体长宽不详，无序有跋。封面有"南满医学堂"标签，另有"中医研究图书馆"、"善甲"等红色钤印。有栏线，版心中缝上有鱼尾，书心有"跻寿馆聚珍版"6 字。每页约 10 行，每行约 21 字。目录首页有"南满洲铁道株式会社图书""中医研究院图书馆藏"钤印，另有一钤印较小不能识别。字体方正，排列整齐。在页眉有橘诸德宗圭、竟森约之养真所作红笔校勘语。日刻本后有三个跋，均为手写。第一跋为橘诸德宗圭跋，时间为元治甲子秋；第二跋为抄录抄本之丹波元胤文化乙丑年跋；第三跋为丹波元坚天保辛卯年跋。

从丹波元胤以及丹波元坚所作两跋来看，此书原为

1803 年左右日本人冈田义叔购买，丹波元胤见到后借阅，原书"编第与目次不合，行墨间涂乙点圈，加以朱笔，无序及跋文，其潦草牵率，似未全脱稿者"，此即所谓"原本"。丹波元胤认为该书"注解间有所浚明，实为罕觏之珍"，乃"使及门之徒依原样以影摹，永藏之于家"，此本即所谓"幅本"。后冈田义叔去世，原本为丹波元坚所购得。根据日抄本后仅有丹波元胤而无丹波元坚之跋文来看，日抄本当为丹波元胤门人影摹的"幅本"而非原本。

王一仁校上海仁庵学舍铅印本为铅印本，名称为《国医读本第五种·金匮读本》，为铅印本，宽 14cm，高 21cm，正文有自序、凡例，仁庵述义等内容。每页约 13 行，每行约 28 字。末页有出版情况及定价等。

三、底本、校本、参校本选择

本次校勘确定以日刻本为底本，日抄本为主校本，王一仁上海仁庵学舍铅印为参校本，并采用《新编金匮方论》为旁校本。选择依据如下：

（1）版本源流关系：从时间上看，日抄本比跻寿馆日刻本为早，仁庵学舍本最晚为 1936 年。虽然日抄本较跻寿馆日刻本早，但两者实为一个流传系统，相差时间不远。

（2）日刻本较手抄本版本情况为优：如丹波元胤所言，日抄本"影摹""原本"而得，而"原本"的缺点是："编第与目次不合，行墨间涂乙点圈，加以朱笔，无序及跋文，其潦草牵率，似未全脱稿者。"而且从字迹来看，风格不一，显然并非一人抄录，同时文字不够规范，异体字多，存在缺笔、字迹模糊（如"裹""哀"不分）等现象。而日刻本则以"原本"为底本，参照日抄本、仲景条文，对"原本"中的错字、讹字、异体字等进行了修正或说明，同时文字、字体统一，齐整，规范。

（3）日刻本校勘之余，保留了抄本原样：日刻本的另外一大特点，就是有橘诸德宗圭、竟森约之养真在日刻本上所做的红笔校勘语。这些校勘语，不但说明了"原本"的原貌，而且对日刻本本身的错讹进行了校勘。同时，在刻本校勘语中，橘诸德宗圭、竟森约之养真二人屡次提到"原本"，说明二人在校勘刻本时是以冈田义叔、丹波元坚所得"原本"为准的，而非丹波元胤"使及门之徒依原样以影模，永藏之于家"的"幅本"。此外，橘诸德宗圭在书末所做的跋，以及手录丹波兄弟二跋，对于《金匮要略正义》的来源、流传、版本情况的考证，具有重大的意义。

因此，我们采用日跻寿馆日刻本为底本，日手抄本为主校本，王一仁仁庵学舍铅印本。由于《金匮要略正义》一书对于《金匮要略》原文的引用上有所出入，故采用《新编金匮方论》（邓珍本）为他校本。

四、该书学术思想及影响

《金匮要略》因文辞简略，义理深玄，或残编蠹简，向为学者所难，故注《伤寒》者多，注《金匮》者少。朱光被对仲景各条文均详加注解，引经据典而不随文敷衍，显示出作者高深的医学造诣。在注释时，比照各篇条文，前后呼应；采用条文归纳、对比的方法，力图使各篇证治条理化、系统化。对于仲景原文能作大篇幅阐发，详述病因、病机、脉象、证候、治法，对方药配伍也作了详细的分析，颇有启发性。

　　该书流传日本后，立刻得到日本丹波家族的高度重视，被丹波元胤称为"注解间有所浚明，实为罕觏之珍"。民国时期医家王一仁创立中国医药学院，将《金匮要略正义》改为《金匮读本》，作为当时教学必读之书，可见其影响之深。

总 书 目

I

伤寒论特解

伤寒论集注（徐赤）

伤寒论集注（熊寿试）

伤寒微旨论

伤寒溯源集

伤寒启蒙集稿

伤寒尚论辨似

伤寒兼证析义

张卿子伤寒论

金匮要略正义

金匮要略直解

高注金匮要略

伤寒论大方图解

伤寒论辨证广注

伤寒活人指掌图

张仲景金匮要略

伤寒六书纂要辨疑

伤寒六经辨证治法

伤寒类书活人总括

订正仲景伤寒论释义

张仲景伤寒原文点精

伤寒活人指掌补注辨疑

诊　　法

脉微

玉函经

外诊法

舌鉴辨正

医学辑要

脉义简摩

脉诀汇辨

脉经直指

脉理正义

脉理存真

脉理宗经

脉镜须知

察病指南

崔真人脉诀

四诊脉鉴大全

删注脉诀规正

图注脉诀辨真

脉诀刊误集解

重订诊家直诀

人元脉影归指图说

脉诀指掌病式图说

脉学注释汇参证治

针灸推拿

针灸全生

针灸逢源

备急灸法

神灸经纶

推拿广意

传悟灵济录

小儿推拿秘诀

太乙神针心法

针灸素难要旨

杨敬斋针灸全书

本　草

方　书

临证综合